Enfermería

en

Hematología

La guía completa

ALEXANDRE CAREWELL

Índice

« *La hematología nos recuerda que la clave de la vida, el misterio y la curación reside en el complejo flujo de nuestra sangre.* »

Capítulo 1

INTRODUCCIÓN A LA HEMATOLOGÍA

Lo esencial de la hematología : definiciones y ámbito de aplicación

La hematología, un término que a primera vista podría parecer reservado a los expertos, es en realidad una especialidad médica con la que todos y cada uno de nosotros entramos en contacto en algún momento de nuestras vidas, aunque sólo sea cuando nos sacan sangre. Echemos un vistazo más de cerca a esta fascinante rama de la medicina.

La hematología es el estudio de la sangre, los órganos que la producen y las enfermedades que la afectan. Pero no se limita a estas simples definiciones. Abarca un conjunto dinámico y complejo de componentes que interactúan constantemente: los glóbulos rojos que transportan el oxígeno, los glóbulos blancos que defienden nuestro organismo contra las infecciones, las plaquetas que desempeñan un papel clave en la coagulación y el plasma, el precioso líquido que los transporta a todos.

Mientras la sangre fluye por nuestras venas, garantizando nuestra supervivencia y bienestar, los hematólogos se esfuerzan por descifrar los misterios de este fluido vital. Sus investigaciones e intervenciones abarcan ámbitos tan variados como la anemia, los trastornos de la coagulación, la leucemia y otros cánceres sanguíneos. El ámbito de la hematología no se limita a un solo aspecto de la medicina. Se encuentra en una encrucijada, interactuando con la biología, la oncología, la genética e incluso la inmunología.

Pero aunque la hematología se distingue por su naturaleza médica científica y altamente especializada, también es profundamente humana. Detrás de cada muestra de sangre, de cada diagnóstico, hay una historia, un individuo, una familia. Y ahí es donde esta especialidad cobra todo su sentido. Porque entender la sangre es también entender la vida, en todas sus manifestaciones, sus esperanzas y sus retos. Y es con esta visión holística con la que los profesionales de la hematología se comprometen cada día, por el bienestar de sus pacientes y por la ciencia en constante evolución.

La hematología es mucho más que el estudio de la sangre. Es una exploración continua de lo que nos convierte en seres vivos, una búsqueda del conocimiento que, a su vez, conduce a una mejor atención, una mejor comprensión y una vida mejor.

Historia y desarrollo de la finca

La hematología, como la mayoría de las disciplinas médicas, es el producto de una larga evolución, hecha de descubrimientos, innovaciones y, sobre todo, de una curiosidad insaciable. Su historia es la historia tanto de la ciencia como de la humanidad, un viaje a través de los tiempos en el que cada etapa ha dado forma a nuestra comprensión actual de la sangre y sus misterios.

Retrocedamos en el tiempo hasta la Antigüedad. Mucho antes de que los términos "glóbulos rojos" o "plaquetas" entraran en nuestro léxico, diversas civilizaciones ya habían identificado el papel central de la sangre. Para los egipcios, era la fuente de la vida. Para los griegos, el hematos (sangre en griego) era uno de los cuatro humores esenciales para el equilibrio del organismo. Hipócrates, por ejemplo, utilizó esta teoría de los humores para diagnosticar y tratar diversas enfermedades.

Pero fue durante la Edad Media y el Renacimiento cuando la hematología realizó avances significativos. Con la aparición de técnicas como la disección, los científicos empezaron a diseccionar la anatomía humana y a

15

comprender mejor el sistema circulatorio. Fue William Harvey, en el siglo XVII, quien demostró que el corazón era una bomba que impulsaba la sangre por todo el cuerpo a través de un circuito cerrado.

El siglo XIX marcó un importante punto de inflexión con la invención del microscopio. Por primera vez, los investigadores pudieron observar directamente las células sanguíneas, allanando el camino para descubrimientos cruciales sobre su forma, función y patología. Fue también durante este periodo cuando médicos como Rudolf Virchow sentaron las bases de la medicina celular moderna.

El siglo XX fue un periodo revolucionario para la hematología. Los avances en genética, biología molecular y tecnología permitieron descifrar los mecanismos íntimos de las células sanguíneas, comprender enfermedades como la leucemia y desarrollar tratamientos innovadores como la quimioterapia.

Hoy en día, la hematología sigue avanzando a una velocidad vertiginosa. Desde las terapias dirigidas a los trasplantes de médula ósea y los tratamientos génicos, este campo sigue evolucionando, ofreciendo esperanza y una cura a muchos pacientes.

La historia de la hematología es, por tanto, la de una búsqueda, una pasión por el conocimiento que, siglo tras siglo, ha dado forma a nuestra comprensión de la sangre y de su papel vital. Y aunque el camino recorrido es impresionante, el futuro promete muchos más descubrimientos, reflejo del ingenio y la determinación humanos.

La importancia de la hematología en el panorama médico moderno

A pesar de su especialización en la sangre y las enfermedades relacionadas con ella, la hematología ocupa un lugar central en el panorama médico moderno. Su relevancia e importancia trascienden muchas fronteras, lo que la convierte en un pilar esencial del mundo médico.

La hematología, en el corazón de la medicina interna, se encuentra en la encrucijada de muchos campos. Está indisolublemente ligada a la cancerología, ya que enfermedades como la leucemia, el linfoma y el mieloma se tratan en estrecha colaboración con los oncólogos. Pero también interactúa con la cirugía, sobre todo cuando se trata de trasplantes de médula ósea, y con la genética, cuando se exploran las mutaciones que están en la raíz de ciertos trastornos sanguíneos.

La hematología es también una pieza clave en la medicina de urgencias. ¿Un traumatismo, una intervención quirúrgica o una hemorragia repentina? Los equipos de hematología son llamados para gestionar las transfusiones de sangre, garantizar el equilibrio de la coagulación o tratar complicaciones como la trombosis.

También desempeña un papel fundamental en el diagnóstico. ¿Quién no se ha hecho nunca un análisis de sangre? Estos análisis, que podrían calificarse de rutinarios, son sin embargo esenciales para evaluar el estado general de un paciente, detectar una enfermedad o controlar la eficacia de un tratamiento. Desde un simple hemograma hasta pruebas más sofisticadas, la hematología diagnóstica es a menudo el punto de partida en el tratamiento de muchas patologías.

La hematología moderna también está a la vanguardia de la innovación. Con la aparición de las terapias dirigidas y la medicina personalizada, suele estar a la vanguardia de la introducción y el ensayo de nuevos tratamientos. El estudio de las células madre, por ejemplo, está abriendo perspectivas terapéuticas revolucionarias, no sólo para las enfermedades de la sangre, sino también para otras muchas patologías.

Pero más allá de estas interacciones técnicas y clínicas, la hematología también tiene un profundo impacto social. La donación de sangre, esa generosidad ordinaria que salva vidas cada día, está orquestada y gestionada por el campo de la hematología. Además, frente a patologías a menudo graves y tratamientos a veces largos, la hematología nos recuerda la importancia del acompañamiento humano, de la escucha y del apoyo en el proceso de atención.

Así pues, la hematología, lejos de ser un mero nicho especializado, es de hecho un actor principal, un eslabón indispensable en el vasto ecosistema médico. Su papel en el panorama médico moderno es un testimonio elocuente de la complejidad y la interdependencia de la medicina contemporánea.

Capítulo 2

FUNCIONES
Y
RESPONSABILIDADES
LA
ENFERMERA
DE HEMATOLOGÍA

Una profesión versátil:
función clínica y de investigación

Dentro del panorama médico, el papel del hematólogo se distingue por su dualidad: a la vez clínico de primera línea e investigador a la vanguardia de la innovación. Esta versatilidad los convierte en actores esenciales en el continuo de la atención sanitaria, desde la cama del paciente hasta el laboratorio de investigación.
El papel clínico

Como clínico, el hematólogo es a menudo el primer puerto de escala para los pacientes con trastornos sanguíneos. Ya se trate de una anemia inexplicable, una trombosis repentina o un diagnóstico aterrador como la leucemia, es responsabilidad del hematólogo realizar un diagnóstico preciso, elaborar un plan de tratamiento adecuado y supervisar al paciente durante todo el curso del tratamiento.

El hematólogo clínico trabaja en estrecha colaboración con un equipo multidisciplinar: enfermeras especializadas, técnicos de laboratorio, radiólogos, cirujanos y muchos otros. Juntos, proporcionan una atención holística al paciente, abordando no sólo los aspectos médicos, sino también las necesidades psicológicas y sociales.

La hematología es una disciplina en constante evolución. Las enfermedades de la sangre, en toda su diversidad y complejidad, plantean interminables enigmas que los investigadores en hematología se esfuerzan por descifrar. Estos profesionales se dedican a la investigación fundamental, estudiando los mecanismos íntimos de las células sanguíneas, o a la investigación clínica, probando nuevos tratamientos y enfoques terapéuticos directamente en los pacientes.

La investigación en hematología ha dado lugar a avances espectaculares en las últimas décadas. Desde las terapias dirigidas a las inmunoterapias y los trasplantes de células madre, muchas de estas innovaciones son el resultado de las largas horas pasadas en el laboratorio, las colaboraciones internacionales y el compromiso inquebrantable de los investigadores en hematología.

Sinergia entre clínica e investigación

Una de las bellezas de la profesión de hematólogo reside en esta interacción dinámica entre la clínica y la investigación. Los problemas que surgen a la cabecera del paciente inspiran a menudo preguntas de investigación, mientras que los descubrimientos en el laboratorio encuentran rápidamente su camino hacia las salas, mejorando la vida de los pacientes.

En última instancia, esta versatilidad del hematólogo, esta capacidad para oscilar entre el mundo del paciente y el de la investigación, es un testimonio de la riqueza y profundidad de la profesión. También ilustra el compromiso de estos profesionales por ampliar los límites de lo que conocemos, al tiempo que garantizan la mejor atención posible a cada individuo con el que se encuentran.

Comunicación con los pacientes y familias

La comunicación está en el corazón de la práctica médica. En hematología, donde los diagnósticos y los tratamientos pueden ser especialmente difíciles y complejos, el arte de la comunicación adquiere una importancia aún mayor. Hablar con un paciente o su familia no sólo requiere transmitir información clara, sino también hacerlo con empatía, respeto y compasión.

La importancia de la escucha activa

Incluso antes de hablar, es esencial escuchar. La escucha activa implica estar totalmente presente en el momento, sin distracciones ni prejuicios. Permite al hematólogo comprender no sólo los síntomas del paciente, sino también sus miedos, esperanzas y preocupaciones. Crea un espacio de confianza en el que el paciente se siente valorado y escuchado.

Transmitir información clara

Las enfermedades hematológicas pueden ser difíciles de entender. Términos complejos, múltiples tratamientos, pronósticos variables... El hematólogo debe esforzarse por simplificar esta información sin diluirla, presentándola de forma estructurada y accesible. El uso de diagramas, folletos o metáforas puede ayudar a hacer los conceptos más tangibles para los pacientes y sus familiares.

Navegar por las emociones

Un diagnóstico hematológico puede desencadenar una avalancha de emociones: shock, negación, ira, tristeza, etc. Es esencial que el hematólogo reconozca y valide estas emociones. A veces, una simple frase como "comprendo lo molesto que puede ser esto" puede marcar una gran diferencia. Debe ofrecerse apoyo emocional mientras se guía al paciente a través de los pasos médicos que tiene por delante.

Fomentar la participación de los pacientes

La atención hematológica suele ser un proceso de colaboración. Animar a los pacientes a hacer preguntas, expresar sus preferencias o pedir aclaraciones refuerza su sentido de la agencia y su implicación en su propia salud.

Apoyo a las familias

La enfermedad no sólo afecta al paciente, sino también a quienes le rodean. Las familias desempeñan un papel crucial en el apoyo y los cuidados. Por lo tanto, es esencial incluirlas en las conversaciones, responder a sus preguntas y dirigirlas a los recursos adecuados si es necesario.

Hacer frente a las malas noticias

Cualquier conversación difícil debe abordarse con delicadeza. El hematólogo debe ser directo pero empático, ofreciendo espacio para las reacciones emocionales a la vez que sugiere soluciones o próximos pasos.

Comunicación continua

La comunicación no se detiene en la puerta de la consulta. Garantizar el seguimiento, estar disponible para más preguntas o remitir a los pacientes a otros profesionales sanitarios para obtener apoyo adicional son elementos que refuerzan la relación terapéutica.

Comunicar en hematología, como en todos los ámbitos de la medicina, es un delicado equilibrio entre transmitir información técnica y establecer una conexión humana. Es un arte que requiere escucha, paciencia y, sobre todo, una profunda humanidad.

Colaboración interprofesional: trabajo en equipo con médicos, técnicos y otros

El campo de la hematología, con su complejidad y sus múltiples facetas, requiere una estrecha colaboración entre los distintos profesionales sanitarios. Esta interdependencia garantiza una atención óptima al paciente, en la que cada especialista aporta su experiencia a una visión integral y global de la asistencia.

Médicos especialistas

La hematología no trabaja en el vacío. A menudo se encuentra en la encrucijada de otras especialidades. Entre ellas se incluyen

- **Oncólogos**: Para la leucemia, el linfoma y otros cánceres de la sangre.
- **Reumatólogos**: En el caso de enfermedades autoinmunes que afectan a la sangre.

- **Genetistas**: Para estudiar las mutaciones genéticas asociadas a ciertas enfermedades de la sangre.
- **Respirologos**: Cuando los trastornos sanguíneos influyen o se ven influidos por problemas pulmonares.

Esta colaboración médica garantiza una atención integral, en la que cada especialista aporta una pieza del rompecabezas.

Técnicos de laboratorio
Los técnicos son los guardianes del análisis de sangre. Desempeñan un papel esencial a la hora de proporcionar datos precisos y fiables, que luego interpreta el hematólogo. Su pericia es crucial, porque un simple detalle en un análisis de sangre puede influir en el diagnóstico y el plan de tratamiento.

Enfermeras especializadas en hematología
A menudo se encuentran en primera línea de la atención al paciente. Administrando tratamientos, controlando los efectos secundarios o simplemente ofreciendo apoyo emocional, las enfermeras son el vínculo diario entre el paciente y el equipo médico.

Farmacéuticos
Con el desarrollo de los tratamientos hematológicos, la farmacoterapia se ha vuelto cada vez más compleja. Los farmacéuticos garantizan la correcta administración de los medicamentos, asesoran sobre posibles interacciones e incluso pueden colaborar en el desarrollo de terapias dirigidas.

Trabajadores sociales y psicólogos
La dimensión psicológica y social de la asistencia es esencial. Ya sea ayudando a los pacientes a afrontar el impacto emocional de su diagnóstico, orientándoles hacia los recursos financieros o simplemente ofreciéndoles un lugar donde escuchar, estos profesionales son esenciales.

Fisioterapeutas

Especialmente relevante para los pacientes que han sido sometidos a una intervención quirúrgica, como trasplantes, o los que requieren rehabilitación tras un largo periodo de hospitalización.

Coordinación: la clave del éxito

Con tantos especialistas implicados, la coordinación se vuelve vital. Las reuniones multidisciplinares periódicas, en las que cada profesional comparte sus observaciones y preocupaciones, garantizan una atención fluida y armoniosa.

En última instancia, si el hematólogo puede considerarse el director de esta sinfonía médica, todos los músicos -ya sean médicos, técnicos, enfermeras u otros- son esenciales para crear una melodía óptima de atención al paciente. Es esta colaboración interprofesional la que garantiza que, por muy complejo que sea el caso, el paciente sea siempre el centro de atención.

Capítulo 3

PRINCIPALES PATOLOGÍAS EN HEMATOLOGÍA

Leucemia: aguda y crónica

Las leucemias son un grupo de cánceres de la sangre caracterizados por una proliferación anormal de células sanguíneas, principalmente glóbulos blancos. Se dividen en dos grandes categorías: leucemias agudas y crónicas, cada una con sus propias características e implicaciones clínicas.

Leucemia aguda
Este tipo de leucemia se desarrolla rápidamente y requiere una intervención inmediata.
- Leucemia linfoblástica aguda (LLA) :
    - Afecta a los linfoblastos, células inmaduras que normalmente se convierten en linfocitos.
    - Es más frecuente en niños, aunque también puede darse en adultos.
    - Síntomas: fatiga, fiebre, dolor óseo, hematomas y sangrado fácil.
- Leucemia mieloide aguda (LMA) :
    - Afecta a los mieloblastos destinados a convertirse en glóbulos blancos (excluidos los linfocitos), glóbulos rojos o plaquetas.
    - Es más frecuente en adultos que en niños.
    - Síntomas: similares a los de la LLA, pero también pueden incluir dolor articular y pérdida de peso.

Leucemia crónica
Estas leucemias progresan más lentamente y pueden no requerir tratamiento durante largos periodos.
- Leucemia linfocítica crónica (LLC) :
    - Afecta a los linfocitos maduros.
    - Es la forma más común de leucemia en adultos en los países occidentales.
    - Los síntomas pueden estar ausentes durante mucho tiempo. Cuando aparecen, incluyen

fatiga, aumento del tamaño de los ganglios linfáticos e infecciones frecuentes.

- Leucemia mieloide crónica (LMC) :
  - Afecta a las células madre mieloides de la sangre.
  - Se asocia a una anomalía cromosómica conocida como cromosoma Filadelfia.
  - Los síntomas incluyen fatiga, pérdida de peso, agrandamiento del bazo (esplenomegalia) y dolor óseo.

Cuidados y tratamiento

- **Quimioterapia**: Uso de fármacos para destruir las células de la leucemia.
- **Terapia dirigida**: uso de fármacos dirigidos a anomalías específicas de las células leucémicas.
- **Trasplante de médula ósea**: sustitución de médula ósea enferma por médula sana.
- **Inmunoterapia:** Utilización del sistema inmunitario para combatir el cáncer.

Las leucemias, ya sean agudas o crónicas, representan un reto tanto en términos de diagnóstico como de tratamiento. Gracias a los avances médicos, las perspectivas para los pacientes con leucemia siguen mejorando. Es crucial que los cuidadores hematológicos conozcan a fondo estas enfermedades, reconozcan los síntomas y se mantengan al día de los últimos tratamientos para ofrecer la mejor atención posible a sus pacientes.

Linfomas :
Enfermedad de Hodgkin y no Hodgkin

Los linfomas son cánceres del sistema linfático, una parte esencial del sistema inmunitario. Se desarrollan cuando los linfocitos (un tipo de glóbulo blanco) empiezan a dividirse de forma incontrolada. Los linfomas suelen clasificarse en dos grandes categorías: linfoma de Hodgkin y linfoma no Hodgkin.

Linfoma de Hodgkin (LH)
- Características:
  - Se define por la presencia de unas células características denominadas células de Reed-Sternberg.
  - Generalmente tiene un patrón predecible de propagación de un grupo de ganglios linfáticos a otro.
- Síntomas:
  - Aumento indoloro de los ganglios linfáticos, fiebre inexplicable, sudores nocturnos, pérdida de peso, prurito.
- Subtipos:
  - LH clásico (que incluye varias subcategorías como la nodularidad linfocítica, la esclerosis nodular, etc.).
  - LH linfocítico.
- Tratamientos:
  - Quimioterapia, radioterapia, terapia dirigida e inmunoterapia.

Linfoma no Hodgkin (LNH)
- Características:
  - El LNH es un grupo heterogéneo de linfomas que no contienen células de Reed-Sternberg.
  - Pueden ser de células B o de células T.
- Síntomas:
  - Aunque similares al LH, los síntomas del LNH suelen ser menos específicos. Incluyen ganglios linfáticos agrandados, dolor abdominal y fatiga.
- Subtipos:
  - Existen más de 60 subtipos diferentes de LNH. Algunos de los más comunes son el

linfoma difuso de células B grandes, el linfoma folicular y el linfoma de la zona marginal.

- Tratamientos:
  - El tratamiento depende del tipo y el estadio del linfoma. Puede incluir quimioterapia, radioterapia, terapia dirigida, inmunoterapia y, en ocasiones, trasplante de células madre.

Factores de diferenciación

- **Edad y sexo**: Aunque ambos tipos de linfoma pueden aparecer a cualquier edad, el HL es más frecuente en adultos jóvenes y en personas mayores de 55 años. El LNH es más frecuente en adultos mayores.
- **Localización y propagación**: el LH suele propagarse de forma ordenada de un grupo de ganglios linfáticos a otro, mientras que el LNH puede aparecer en cualquier lugar y propagarse de forma impredecible.
- **Velocidad de crecimiento**: Algunos LNH pueden crecer lentamente y no requerir tratamiento inmediato, mientras que otros pueden ser agresivos y requerir una intervención rápida.

Los linfomas, aunque agrupados bajo el mismo nombre, presentan una gran variedad en cuanto a presentación, curso y tratamiento. Comprender los matices entre el linfoma de Hodgkin y los linfomas no hodgkinianos es crucial para el diagnóstico preciso y el tratamiento adecuado de los pacientes. Con los avances de la medicina moderna, muchos pacientes de linfoma pueden esperar ahora una remisión completa o una vida prolongada con la enfermedad.

Trastornos de la coagulación y enfermedades plaquetarias

Los trastornos de la coagulación y las enfermedades plaquetarias son afecciones que afectan a la capacidad de la sangre para coagularse con normalidad, lo que conlleva un mayor riesgo de hemorragia o, por el contrario, una coagulación excesiva. Estos trastornos pueden deberse a diversas causas, desde mutaciones genéticas hasta enfermedades adquiridas.

Trastornos de la coagulación
Estos trastornos suelen deberse a una deficiencia o mal funcionamiento de uno o varios factores de coagulación.
- Hemofilia:
    - **Hemofilia A**: causada por la deficiencia del factor VIII.
    - **Hemofilia B**: resultado de una deficiencia del factor IX.
    - Síntomas: hemorragia prolongada tras una herida, hemorragia interna, hematomas, dolor articular debido a una hemorragia interna.
- Enfermedad de von Willebrand:
    - Enfermedad hereditaria en la que la sangre carece de una proteína coagulante llamada factor von Willebrand o ésta no funciona correctamente.
    - Síntomas: hemorragia nasal, sangrado de las encías, menstruaciones abundantes, fácil aparición de hematomas.
- Trombofilia:
    - Se refiere a una propensión anormal a la trombosis. Existen varias formas, como el síndrome antifosfolípido y la mutación del factor V Leiden.
    - Puede provocar coágulos en las venas y arterias.

Enfermedades plaquetarias
Las plaquetas son pequeños fragmentos de células sanguíneas que desempeñan un papel esencial en la coagulación.

- Trombocitopenia:
    - Un recuento bajo de plaquetas que puede deberse a una menor producción de plaquetas, a una mayor destrucción de las mismas o a una combinación de ambas.
    - Causas comunes: anemia aplásica, cirrosis, síndrome mielodisplásico, ciertas infecciones víricas.
- Púrpura trombótica trombocitopénica (PTT):
    - Enfermedad poco frecuente en la que se forman pequeños coágulos de sangre en los vasos sanguíneos.
    - Síntomas: púrpura (pequeños hematomas bajo la piel), fatiga, fiebre, confusión.
- Trombocitosis:
    - Un recuento anormalmente alto de plaquetas, que puede ser reactivo (en respuesta a una afección subyacente) o deberse a un trastorno de la médula ósea, como la policitemia vera.
- Disfunción plaquetaria:
    - Cuando las plaquetas no funcionan correctamente, a menudo debido a enfermedades hereditarias o a ciertos medicamentos.

Gestión y procesamiento
- Los trastornos de la coagulación pueden controlarse a menudo con tratamientos sustitutivos que reemplazan el factor de coagulación que falta.
- Las enfermedades plaquetarias pueden requerir transfusiones de plaquetas, fármacos inmunosupresores o tratamientos para abordar la causa subyacente.
- El tratamiento dependerá en gran medida del diagnóstico específico, la gravedad de la afección y las necesidades individuales del paciente.

Los trastornos de la coagulación y las enfermedades plaquetarias presentan un complejo conjunto de retos clínicos. Un conocimiento profundo de estas afecciones es crucial para su correcta gestión. Con el desarrollo de tratamientos y una mejor comprensión de estas enfermedades, muchos pacientes pueden llevar ahora una vida normal y activa.

Anemia : del origen al cuidado

Las anemias son un grupo de enfermedades en las que se ve mermada la capacidad de la sangre para transportar suficiente oxígeno a los tejidos, generalmente debido a un nivel bajo de hemoglobina o a un número insuficiente de glóbulos rojos. Pueden tener varias causas y su tratamiento depende en gran medida de la causa subyacente.

Clasificación y orígenes de la anemia
- Anemia por carencia:
    - **Anemia ferropénica**: causada por una falta de hierro, a menudo debida a pérdidas de sangre (como menstruaciones abundantes) o a una absorción reducida de hierro.
    - **Anemia megaloblástica**: resultado de una carencia de vitamina B12 o folato.
- Anemia hemolítica:
    - Los glóbulos rojos se destruyen más rápido de lo que la médula ósea puede producirlos.
    - Causas: infecciones, enfermedades autoinmunes, trastornos genéticos como la esferocitosis hereditaria.
- Anemia aplásica:
    - La médula ósea no produce suficientes glóbulos rojos.

- Puede desencadenarse por medicación, infección o ser idiopática (sin causa conocida).
- Anemia hemoglobinopática:
  - Causada por mutaciones genéticas que afectan a la estructura o la producción de hemoglobina.
  - Ejemplos: anemia falciforme, talasemia.

Síntomas comunes
- Fatiga
- Palidez
- Falta de aliento
- Palpitaciones
- Dolores de cabeza
- Mareos o aturdimiento

Diagnóstico
El diagnóstico de la anemia suele comenzar con un análisis de sangre denominado hemograma completo. En función de los resultados, pueden ser necesarias otras pruebas, como la ferritina sérica, la vitamina B12, el folato u otros exámenes especializados para determinar la causa.

Gestión de la anemia
- Anemia por carencia:
  - **Anemia ferropénica:** suplementos de hierro y tratamiento de la causa subyacente (por ejemplo, detener las hemorragias).
  - **Anemia megaloblástica**: inyecciones de vitamina B12 o suplementos orales de folato.
- Anemia hemolítica:
  - Tratamiento de la causa subyacente, por ejemplo fármacos para una infección o inmunosupresores para una enfermedad autoinmune.
- Anemia aplásica:
  - Inmunosupresores, transfusiones de sangre o trasplantes de médula ósea en casos graves.

- Anemia hemoglobinopática:
  - Anemia falciforme: analgésicos, hidratación, transfusiones de sangre, hidroxiurea.
  - Talasemia: transfusiones regulares de sangre, quelación del hierro para evitar la sobrecarga.

Las anemias son un grupo heterogéneo de enfermedades, cada una de las cuales requiere un enfoque específico para su diagnóstico y tratamiento. La detección precoz y el tratamiento adecuado pueden ayudar a mejorar la calidad de vida de los pacientes y prevenir complicaciones potencialmente graves. Con un conocimiento profundo de los distintos tipos de anemia, los profesionales sanitarios pueden ofrecer a sus pacientes una atención óptima.

Capítulo 4

TÉCNICAS
Y
PROCEDIMIENTOS
ESPECÍFICOS

Transfusiones de sangre : tipos, complicaciones, y consideraciones especiales

Las transfusiones de sangre son procedimientos médicos comunes que implican la administración de componentes sanguíneos de un donante a un receptor. Estas transfusiones pueden salvar vidas en diversas situaciones, como después de una intervención quirúrgica, un traumatismo o en el caso de pacientes que padecen determinadas enfermedades sanguíneas.

Tipos de transfusión sanguínea
*   **Transfusión de glóbulos rojos**: se utiliza para tratar la anemia, la pérdida de sangre tras una intervención quirúrgica o un traumatismo y determinadas enfermedades de la sangre.
*   **Transfusión de plaquetas**: Para pacientes con un recuento bajo de plaquetas, como los que padecen leucemia, cáncer o han recibido quimioterapia.
*   **Transfusión de plasma**: El plasma es el líquido claro de la sangre, que contiene electrolitos, agua y proteínas. Puede transfundirse en casos de trastornos de la coagulación.
*   **Transfusión de granulocitos**: Se utiliza raramente, pero puede ser necesaria en algunos pacientes con infección grave y recuentos bajos de granulocitos.
*   **Crioprecipitados y factores de coagulación**: Se utilizan para tratar ciertos trastornos de la coagulación.

Complicaciones de las transfusiones de sangre
*   **Reacciones alérgicas:** Síntomas leves como picor o erupciones cutáneas, pero a veces pueden ser graves.

- **Reacciones hemolíticas**: Cuando el organismo ataca la sangre transfundida, lo que puede ser peligroso o incluso mortal.
- **Sobrecarga de líquidos**: Puede producirse si la transfusión de sangre es demasiado rápida, especialmente en pacientes con una función cardiaca comprometida.
- **Transmisión de infecciones**: El riesgo es muy bajo gracias a las pruebas rigurosas, pero teóricamente pueden transmitirse infecciones como la hepatitis y el VIH.
- **Reacción a la transfusión de plaquetas**: Las reacciones febriles no hemolíticas son frecuentes con las transfusiones de plaquetas.

Consideraciones especiales
- **Tipos de sangre**: La compatibilidad entre los distintos tipos de sangre (A, B, AB, O) y factores Rh (+ o -) es esencial para evitar reacciones hemolíticas.
- **Autotransfusión**: Cuando un paciente dona su propia sangre antes de una intervención quirúrgica programada, para que se le transfunda después si es necesario.
- **Sangre irradiada**: Previene una rara complicación llamada "enfermedad de injerto contra huésped". Suele utilizarse en pacientes inmunodeprimidos.
- **Transfusiones para los testigos de Jehová**: Algunas personas rechazan las transfusiones de sangre por motivos religiosos, por lo que necesitan enfoques alternativos.
- **Almacenamiento de la sangre**: La sangre y sus componentes tienen una vida útil limitada.
- **Productos sanguíneos específicos**: Algunos pacientes, como los que tienen anticuerpos raros, pueden necesitar sangre especialmente seleccionada.

Las transfusiones de sangre son una piedra angular de la medicina moderna, ya que salvan innumerables vidas. Aunque en general son seguras, conllevan un conjunto único de riesgos y consideraciones. Un conocimiento profundo de estos aspectos es esencial para que los profesionales sanitarios garanticen que las transfusiones sean lo más seguras y eficaces posible.

Biopsias de médula ósea : preparación y cuidados postoperatorios

Una biopsia de médula ósea es un procedimiento médico que extrae y examina una pequeña muestra de médula ósea, normalmente del hueso de la cadera. Es esencial para diagnosticar y controlar muchas enfermedades de la sangre y otras afecciones.

Preparación para una biopsia de médula ósea
*   Consulta preliminar:
    *   Discusión con el médico sobre las razones de la biopsia, los beneficios potenciales y los riesgos asociados.
    *   Revisión de la medicación actual del paciente, ya que puede ser necesario modificar o suspender algunos, como los anticoagulantes.
*   El ayuno:
    *   Es posible que se pida   al paciente que ayune varias horas antes de la intervención para minimizar el riesgo de aspiración, sobre todo si está prevista la sedación.
*   Consentimiento:
    *   Firmar un formulario de consentimiento tras haber comprendido plenamente los riesgos y beneficios.

- Ropa y joyas:
  - Lleve ropa cómoda y evite las joyas u otros objetos metálicos.

El procedimiento
- Posicionamiento:
  - El paciente suele tumbarse de lado o boca abajo.
- Anestesia local:
  - La zona de punción, a menudo el hueso ilíaco posterior, se anestesia mediante una inyección.
- Pinchazo:
  - Se introduce una aguja especial en el hueso para tomar una muestra de médula líquida (aspiración) y/o un pequeño fragmento de hueso que contenga médula (biopsia).

Cuidados postoperatorios
- Vigilancia:
  - Tras la intervención, se observa a la paciente durante un breve periodo para detectar cualquier signo de complicaciones o efectos secundarios.
- Tratamiento del dolor:
  - Es normal sentir algo de dolor o molestias después de la intervención. Pueden utilizarse analgésicos de venta libre o recetados.
- Cuidado de las heridas:
  - El lugar de la punción debe mantenerse limpio y seco durante 24 horas. Puede aplicarse un apósito estéril que debe cambiarse según las indicaciones.
- Actividad:
  - En general, se aconseja descansar el resto del día. Por lo general, las actividades normales pueden reanudarse al día siguiente.
- Signos de complicaciones:
  - Aunque son poco frecuentes, las complicaciones pueden incluir una infección, una hemorragia prolongada o una acumulación

de sangre en la zona de punción. Es esencial consultar a un médico si aparecen signos de infección (enrojecimiento, calor, hinchazón, secreción purulenta) o si el dolor empeora.

La biopsia de médula ósea es un valioso procedimiento de diagnóstico que requiere una preparación y unos cuidados postoperatorios adecuados para garantizar la seguridad y la comodidad del paciente. La comunicación entre el profesional sanitario y el paciente es esencial para minimizar la ansiedad, aclarar las expectativas y garantizar una recuperación óptima.

Terapias celulares y trasplantes de células madre

Las terapias celulares y los trasplantes de células madre son intervenciones médicas innovadoras que explotan el potencial de las células para tratar, y a veces curar, multitud de enfermedades. En hematología, se utilizan principalmente para tratar trastornos sanguíneos malignos y no malignos.

Terapias celulares
- **Definición**: Las terapias celulares engloban el uso de células para tratar o prevenir una enfermedad. Estas células pueden proceder del paciente (autólogas) o de un donante (alogénicas).
- **Células CAR-T**: Una innovación reciente en la que las células T del propio paciente se modifican en el laboratorio para atacar a las células cancerosas y luego se reinyectan en el paciente. Se utilizan principalmente para ciertos tipos de leucemia y linfoma.
- **Células dendríticas**: Estas células pueden utilizarse para estimular una respuesta inmunitaria contra el

cáncer presentando antígenos tumorales a las células T.

Trasplantes de células madre

- **Definición**: Consiste en sustituir las células madre enfermas o destruidas por la quimioterapia o la radioterapia por células madre sanas.
- Fuentes de células madre:
    - **Médula ósea:** Tradicionalmente la principal fuente de células madre.
    - **Sangre periférica: Una** fuente cada vez más común tras una estimulación especial para aumentar el número de células madre en la sangre.
    - **Sangre del cordón umbilical:** Rica en células madre y utilizada, aunque con menos frecuencia, para trasplantes.
- Tipos de injertos:
    - **Autólogas:** Las células madre proceden del propio paciente, recolectadas antes del tratamiento intensivo y reinyectadas a continuación.
    - **Alogenética**: Las células madre proceden de un donante. Puede tratarse de un familiar, un gemelo idéntico o un donante no emparentado.
- **Acondicionamiento**: Antes del trasplante, el paciente se somete a quimioterapia intensiva, con o sin radioterapia, para destruir la médula ósea enferma. Se trata de una etapa crucial, pero puede dar lugar a una serie de complicaciones.
- **Rechazo del injerto**: Una preocupación importante, especialmente con los trasplantes alogénicos. El sistema inmunitario del receptor puede atacar a las células madre trasplantadas o, a la inversa, las células trasplantadas pueden atacar a los tejidos del receptor (enfermedad de injerto contra huésped).

Beneficios y retos

- **Potencial curativo**: Estas terapias pueden ofrecer una posibilidad de curación para enfermedades que de otro modo serían incurables.
- **Limitaciones y riesgos**: Posibles efectos secundarios y riesgos asociados a la quimioterapia de acondicionamiento, complicaciones postrasplante y dificultades logísticas y financieras.

Las terapias celulares y los trasplantes de células madre representan una esperanza para muchos pacientes que sufren enfermedades de la sangre. Su complejidad requiere un conocimiento profundo y una formación especializada, pero los constantes avances en este campo siguen ampliando sus posibilidades y perfeccionando sus técnicas.

Capítulo 5

GESTIÓN
DE LAS
COMPLICACIONES

Reconocimiento de signos y síntomas de complicaciones

El reconocimiento precoz de los signos y síntomas de las complicaciones es esencial para intervenir con rapidez y garantizar las mejores posibilidades de recuperación a los pacientes hematológicos. Tras procedimientos como la quimioterapia, la radioterapia o el trasplante de células madre, el sistema inmunitario suele debilitarse, dejando al paciente vulnerable a una serie de complicaciones.

1. Infecciones:
   - **Síntomas**: Fiebre, escalofríos, sudoración, tos, dificultad para respirar, dolor o ardor al orinar, enrojecimiento, calor o hinchazón de una herida.
   - **Acción**: La fiebre puede ser el único signo de infección en pacientes inmunodeprimidos. Cualquier signo de infección debe tratarse como una urgencia.
2. Enfermedad injerto contra huésped (EICH):
   - **Síntomas**: Erupción cutánea o descamación, diarrea, ictericia o ictericia, dolor muscular o articular, sequedad de ojos o boca.
   - **Acción**: Iniciar tratamiento inmunosupresor o adaptar el tratamiento actual.
3. Trombosis:
   - **Síntomas**: Dolor, hinchazón, enrojecimiento o calor en una pierna o un brazo. La dificultad para respirar, el dolor en el pecho, las palpitaciones o los desmayos pueden indicar una embolia pulmonar.
   - **Acción**: Se requieren anticoagulantes y una estrecha vigilancia.
4. Toxicidad de la quimioterapia y la radioterapia:
   - **Síntomas**: Náuseas, vómitos, caída del cabello, fatiga, úlceras bucales, diarrea o estreñimiento.
   - **Acción**: Ajuste las dosis, administre medicación de apoyo o cambie el régimen de tratamiento.

5. Anemia:
- **Síntomas**: Fatiga, palidez, falta de aliento, mareos, palpitaciones.
- **Acción**: Puede considerarse la transfusión de sangre, eritropoyetina u otros fármacos estimulantes de la médula ósea.

6. Hemorragia o sangrado:
- **Síntomas**: fácil aparición de hematomas, sangrado de las encías, sangre en las heces o la orina, sangrado prolongado de pequeños cortes.
- **Acción**: transfusiones de plaquetas, vitamina K u otros tratamientos para favorecer la coagulación.

7. Reacción a la transfusión:
- **Síntomas**: Escalofríos, fiebre, urticaria, dolor torácico, dificultad respiratoria.
- **Acción**: Detenga inmediatamente la transfusión e informe al equipo médico.

El reconocimiento y la gestión precoces de las complicaciones hematológicas son cruciales para el pronóstico de los pacientes. La educación del paciente y su familia también es esencial. Deben saber a qué síntomas deben estar atentos y comprender la importancia de alertar rápidamente al equipo sanitario. La estrecha colaboración entre el paciente, su familia y los profesionales sanitarios es la clave para desenvolverse en esta compleja área y garantizar los mejores resultados.

Gestión de infecciones
en pacientes inmunocomprometidos

El control de las infecciones en pacientes inmunodeprimidos es un aspecto fundamental de la atención hematológica. Debido a su enfermedad subyacente o a los tratamientos que reciben (como la quimioterapia), estos pacientes tienen un sistema inmunitario debilitado, lo que les hace especialmente vulnerables a las infecciones.

1. Evaluación y seguimiento :
   - **Historial médico**: Determine los factores de riesgo, los tratamientos recientes, las exposiciones y los viajes.
   - **Examen clínico**: Busque signos de infección, sobre todo en lugares comunes como los pulmones, la orina, la piel y la sangre.
   - **Pruebas de laboratorio**: hemocultivos, urocultivos, pruebas de la función hepática, hemograma completo y otras pruebas específicas en función de los síntomas.
2. Profilaxis :
   - **Antibióticos profilácticos**: En algunos pacientes puede recomendarse la profilaxis para prevenir infecciones bacterianas, fúngicas o víricas.
   - **Vacunas**: Aunque algunas vacunas vivas están contraindicadas en pacientes inmunodeprimidos, otras, como la vacuna antigripal inactivada, pueden ser beneficiosas.
3. Procesamiento :
   - **Terapia empírica**: Comenzar rápidamente con antibióticos en pacientes febriles sin esperar a los resultados del cultivo.
   - **Terapia dirigida**: Ajuste el tratamiento en función de los resultados de los cultivos y las pruebas de sensibilidad.
   - **Aislamiento del paciente**: Limitar la propagación de la infección a otros pacientes vulnerables.
4. Gestión de las complicaciones :
   - **Sepsis**: Respuesta inflamatoria sistémica a una infección que puede conducir a un shock séptico y a un fallo orgánico. Es esencial una intervención rápida.
   - **Resistencia a los antibióticos**: Vigilar de cerca y adaptar el tratamiento si es necesario.

5. Educación y prevención :
- **Higiene de las manos**: La higiene regular y minuciosa de las manos es la medida preventiva más eficaz.
- **Evitar la exposición**: Los pacientes deben evitar a las personas enfermas, las multitudes o las zonas en las que tengan más probabilidades de exponerse a los agentes patógenos.
- **Dieta**: Fomente una dieta que minimice el riesgo de exposición a patógenos, como evitar los alimentos crudos o poco cocinados.

6. Apoyo psicosocial :
- **Ansiedad y depresión**: El miedo a la infección puede ser una fuente de ansiedad. El apoyo y las intervenciones psicológicas pueden ayudar a gestionar estas preocupaciones.

Las infecciones en pacientes inmunodeprimidos pueden ser graves y potencialmente mortales. Una estrecha vigilancia, una intervención rápida y una educación exhaustiva de pacientes y cuidadores son cruciales para prevenir y tratar estas infecciones. El equipo médico, en colaboración con el paciente, debe estar constantemente alerta y ser proactivo en la lucha contra las infecciones.

Dolor y alivio en hematología

El dolor es una experiencia compleja y subjetiva, en la que influyen factores biológicos, psicológicos y sociales. En hematología, el dolor puede ser consecuencia de la propia enfermedad, de los tratamientos administrados o de complicaciones asociadas. Un tratamiento adecuado del dolor es esencial para mejorar la calidad de vida de los pacientes y su capacidad para tolerar el tratamiento.

1. Comprender el dolor en hematología :
   - **Causas de dolor**: La expansión del tumor, la obstrucción, la inflamación, la infección o los efectos secundarios del tratamiento pueden ser fuentes de dolor.
   - **Tipos de dolor**: agudo frente a crónico, nociceptivo frente a neuropático, somático frente a visceral.
2. Evaluación del dolor :
   - **Escalas de evaluación**: Uso de herramientas estandarizadas como la escala analógica visual (EAV) o la escala numérica.
   - **Historia del dolor**: duración, localización, irradiación, características, factores agravantes o aliviantes y síntomas asociados.
3. Estrategias farmacológicas :
   - **Analgésicos no opiáceos**: Paracetamol, antiinflamatorios no esteroideos (AINE).
   - **Opiáceos**: morfina, fentanilo, oxicodona, etc. Ajustes por tolerancia, dependencia y efectos secundarios.
   - **Coadyuvantes**: Antidepresivos, anticonvulsivos, corticosteroides para el dolor neuropático u otros tipos específicos de dolor.
4. Intervenciones no farmacológicas :
   - **Terapias físicas**: fisioterapia, masajes, aplicación de calor o frío.
   - **Terapias complementarias**: acupuntura, biorretroalimentación, meditación y relajación.
   - **Apoyo psicológico**: asesoramiento, grupos de apoyo, terapia cognitivo-conductual para gestionar el estrés y la ansiedad asociados al dolor.
5. Consideraciones especiales en hematología :
   - **Dolor óseo**: Común en enfermedades como el mieloma múltiple. Puede requerir radioterapia paliativa o bifosfonatos.
   - **Dolor neuropático:** a menudo es el resultado de la quimioterapia o de la invasión tumoral de los nervios.

- **Dolor asociado a procedimientos**: biopsias de médula ósea, punciones lumbares, inserción de catéteres centrales.
6. Los retos del tratamiento del dolor :
    - **Miedo a la dependencia**: Eduque a los pacientes sobre la distinción entre dependencia y tolerancia.
    - **Efectos secundarios**: Estreñimiento, náuseas, confusión, que a menudo requieren un tratamiento simultáneo.
    - **Barreras culturales o sociales**: Respetar y comprender las creencias y actitudes hacia el dolor y su tratamiento.

El dolor en hematología es un reto que requiere un enfoque holístico y personalizado. Es esencial reconocer el dolor, evaluar correctamente su naturaleza e intensidad y aplicar un plan de cuidados adecuado. La colaboración entre el paciente, la familia y el equipo sanitario es crucial para garantizar un alivio eficaz y mejorar la calidad de vida.

Capítulo 6

DESAFÍOS EMOCIONALES Y PSICOLÓGICO

Afrontar diagnósticos graves: herramientas y técnicas de apoyo

Enfrentarse a un diagnóstico grave, como una neoplasia hematológica, es un momento desestabilizador y potencialmente traumático para el paciente y su familia. Como enfermera de hematología, es crucial disponer de las herramientas y técnicas necesarias para apoyar a estos pacientes a lo largo de este difícil periplo médico.

1. Escucha activa y empatía :
   - **Escuchar sin juzgar**: Reserve tiempo para escuchar las preocupaciones y sentimientos del paciente.
   - **Empatía**: Reconocer y validar las emociones del paciente, mostrando comprensión y apoyo.
2. Proporcione información clara :
   - **Explicaciones sencillas**: utilice un lenguaje accesible y evite la jerga médica.
   - **Información a la carta**: algunos pacientes quieren conocer todos los detalles, otros prefieren una visión general. Nos adaptamos a sus necesidades.
3. Técnicas de relajación y reducción del estrés :
   - **Respiración profunda**: Una técnica sencilla pero eficaz para reducir la ansiedad.
   - **Meditación y atención plena**: Ayudar a los pacientes a centrarse en el momento presente y distanciarse de sus preocupaciones.
4. Apoyo psicosocial :
   - **Remisión a especialistas**: Psicólogos, trabajadores sociales o psiquiatras para un mayor apoyo.
   - **Grupos de apoyo**: Estos grupos proporcionan un espacio en el que los pacientes pueden compartir sus experiencias con otras personas en situaciones similares.

5. Planificación avanzada y debates sobre el final de la vida :

- **Directivas anticipadas** : Ayudar a los pacientes a definir sus deseos respecto a los cuidados futuros.
- **Conversaciones sinceras**: Hablar de temas difíciles como el pronóstico, los cuidados paliativos y el final de la vida.

6. Implicar a la familia y a los amigos :

- **Educación y recursos**: Proporcionar a las familias información sobre la enfermedad, los tratamientos y cómo pueden apoyar al paciente.
- **Grupos de apoyo para familias**: Proporcionan un espacio en el que los seres queridos también pueden compartir sus preocupaciones y aprender de los demás.

7. Estrategias de autogestión :

- **Escribir un diario**: Anime a los pacientes a escribir sobre sus experiencias, lo que puede proporcionarles una salida y una perspectiva.
- **Actividades creativas**: La pintura, la música o la danza pueden ofrecer formas de expresar las emociones y gestionar el estrés.

8. Uso de la tecnología :

- **Aplicaciones de bienestar y meditación**: Varias aplicaciones pueden ayudar a los pacientes a practicar la meditación u otras técnicas de relajación.
- **Foros y redes sociales**: Algunos pacientes encuentran consuelo hablando con otras personas en situaciones similares de todo el mundo.

Afrontar un diagnóstico grave requiere un enfoque multidimensional que va mucho más allá del tratamiento médico. Como enfermera, comprender y estar equipada para apoyar las dimensiones emocionales, psicológicas y sociales de la enfermedad es esencial para mejorar la calidad de vida del paciente y apoyarle lo mejor posible en esta dura prueba.

Apoyo al final de la vida y el luto

El apoyo al final de la vida y el duelo son etapas fundamentalmente humanas, marcadas por una intensa vulnerabilidad. Estos momentos dan lugar a profundas reflexiones sobre la vida, la muerte y el impacto de nuestra existencia. Para una enfermera de hematología, estos momentos son conmovedores encuentros con la realidad de la condición humana.

Cuando se ingresa a un paciente con una enfermedad hematológica terminal, el enfoque terapéutico cambia. Ya no se trata de luchar contra la enfermedad, sino de celebrar la vida respetando la muerte inminente. En este contexto, la relación entre el cuidador y el paciente se transforma. El tacto, la mirada, el silencio y la palabra hablada adquieren una nueva profundidad. Los gestos médicos se convierten en gestos de amor, respeto y homenaje a la dignidad de la persona.

Los pacientes y sus familias intentan a menudo dar sentido al final de la vida. La presencia reconfortante y el oído comprensivo de la enfermera pueden ayudarles a explorar estas cuestiones existenciales. Proporcionan un espacio seguro en el que pueden expresarse los miedos, los remordimientos, las esperanzas y las despedidas. Este papel de facilitador es esencial, ya que permite a cada persona encontrar la paz interior y aceptar lo inevitable.

Pero el apoyo no se detiene en el momento de la muerte. La muerte de un paciente resuena en los corazones de los que quedan atrás. La familia, sumida en el luto, debe afrontar la ausencia y reconstruir una vida sin su ser querido. También en este caso, la enfermera tiene un papel que desempeñar. Con su discreta presencia, puede apoyar a los seres queridos en el proceso de duelo, dirigirles a los recursos adecuados o simplemente ofrecerles un hombro sobre el que llorar.

La muerte, por dolorosa que sea, forma parte integrante de nuestra existencia. Nos recuerda nuestra fragilidad, pero también el valor inestimable de cada momento que vivimos. El apoyo al final de la vida y el duelo no son sólo experiencias de pérdida, sino también de amor, resistencia y renacimiento. Y para las enfermeras, son un recordatorio de la nobleza de su misión: estar al servicio de la vida, en cada etapa.

Gestión y prevención del estrés burnout para profesionales

Gestionar el estrés y prevenir el agotamiento son cuestiones de gran importancia para los profesionales sanitarios. La presión constante, las inmensas responsabilidades y las pesadas emociones asociadas a diagnósticos graves o a la pérdida de pacientes pueden conducir al agotamiento físico, emocional y mental. En un servicio de hematología, donde las enfermedades suelen ser complejas y lo que está en juego es la vida y la muerte, estos retos adquieren una dimensión aún más significativa.

A menudo se compara a las enfermeras y a los profesionales sanitarios con los corredores de maratón. Pero incluso el corredor más duro necesita descansos, recuperación y apoyo para evitar la sobrecarga y el agotamiento. El primer paso es reconocer que el estrés no es una simple debilidad, ni es inevitable. Es el producto de una combinación de factores individuales, profesionales y organizativos.

La concienciación es esencial. Reconocer los primeros signos del agotamiento, como la fatiga crónica, la irritabilidad, la disminución de la empatía o un descenso del rendimiento, significa que puede tomar medidas antes de que sea demasiado tarde. También es vital comprender que cuidarse no es un lujo, sino una necesidad. La relajación, las aficiones, las pausas regulares en el trabajo y un estilo de vida saludable son formas de recargar las pilas.

La comunicación es otro elemento clave. Hablar de sus emociones, preocupaciones o dudas con colegas, superiores o profesionales externos puede aliviar la carga del día a día. El apoyo mutuo entre colegas también es inestimable, ya que crea un entorno en el que todos se sienten comprendidos y apoyados.

A nivel organizativo, pueden crearse cursos de formación sobre gestión del estrés, grupos de debate y zonas de relajación. El reconocimiento por un trabajo bien hecho, una gestión atenta y un horario laboral adecuado también pueden contribuir a un mayor bienestar en el trabajo.

Por último, es esencial tener presente por qué eligió esta profesión en primer lugar. Reconectar con su vocación original, el deseo de ayudar y cuidar, puede ayudarle a superar los momentos difíciles.

La gestión del estrés y la prevención del agotamiento de los profesionales sanitarios son esenciales para garantizar no sólo su bienestar, sino también una atención óptima a los pacientes. En un entorno tan exigente como la hematología, esto requiere una atención constante, apoyo mutuo y un compromiso de mejora continua.

Capítulo 7

AVANCES E INNOVACIONES EN HEMATOLOGÍA

Investigación clínica : ensayos en curso y implicaciones para la enfermera

La investigación clínica es la punta de lanza de los avances médicos. En hematología, un campo rico en innovaciones terapéuticas, los ensayos clínicos desempeñan un papel esencial en el descubrimiento de nuevos tratamientos y enfoques para combatir diversas enfermedades de la sangre. Pero, ¿dónde encajan las enfermeras en esta dinámica?

Las enfermeras están, de hecho, en el centro de la realización de los ensayos clínicos. Son el puente entre el paciente y el equipo de investigación. Su papel es variado y va desde la recogida de datos hasta la educación del paciente y la administración de tratamientos experimentales.

La primera responsabilidad de la enfermera es la seguridad del paciente. Por encima de todo, deben asegurarse de que el paciente comprende plenamente la naturaleza del ensayo, los posibles beneficios y riesgos, y de que da su consentimiento informado. Es esencial que comprenda el protocolo del ensayo, las dosis de los fármacos, la frecuencia de administración y los posibles efectos secundarios.

La enfermera también desempeña un papel crucial en la recogida de datos. El rigor es esencial. Cualquier cambio, ya sea en el estado del paciente, en los efectos secundarios experimentados o en otras observaciones relevantes, debe registrarse con precisión. Estos datos son vitales para evaluar la eficacia y la seguridad del tratamiento que se está probando.

La comunicación también es fundamental. La enfermera suele ser el primer punto de contacto para el paciente.

Deben ser capaces de explicar la naturaleza del ensayo, responder a las preguntas, disipar las preocupaciones y ofrecer apoyo emocional. También actúan como intermediarios entre el paciente y el equipo de investigación, asegurándose de que cualquier preocupación o complicación se aborda rápidamente.

La formación continua también es un requisito para las enfermeras que participan en la investigación clínica. Los protocolos de los ensayos evolucionan, surgen nuevos tratamientos y las enfermeras necesitan mantener al día sus conocimientos para garantizar los mejores cuidados posibles a los pacientes.

Por último, la ética es fundamental. Los derechos, la seguridad y el bienestar de los pacientes son primordiales. Las enfermeras deben asegurarse de que se mantiene la integridad del ensayo, al tiempo que sitúan al paciente en el centro de sus preocupaciones.
En conclusión, las enfermeras desempeñan un papel fundamental en los ensayos clínicos de hematología. Velan por el buen desarrollo del ensayo, garantizan la seguridad de los pacientes y contribuyen al progreso de la medicina. Su papel es a la vez complejo y gratificante, ya que desempeñan un papel activo en el advenimiento de nuevos enfoques terapéuticos que mejorarán la vida de los pacientes.

Terapias génicas y dirigidas : medicina personalizada

La medicina del siglo XXI está experimentando una transformación sin precedentes gracias a la aparición de las terapias génicas y dirigidas. El enfoque generalista del tratamiento médico, en el que se prescribía el mismo tratamiento a todos los pacientes que sufrían la misma patología, está dando paso gradualmente a la medicina personalizada. Esta revolución médica es especialmente marcada en hematología, donde el potencial de estos nuevos enfoques es enorme.

La terapia génica tiene como objetivo introducir, eliminar o modificar genéticamente material dentro de las células de un individuo para tratar una enfermedad. Por ejemplo, en el caso de una enfermedad genética en la que un gen es defectuoso, la terapia génica puede permitir introducir una copia sana de este gen para restaurar la función normal de la célula. En el contexto de la hematología, se están estudiando terapias génicas para enfermedades como la hemofilia o ciertas formas de anemia.

Por otro lado, las **terapias dirigidas** se han diseñado para atacar específicamente a las células enfermas y preservar las sanas. Estas terapias aprovechan las diferencias moleculares entre las células enfermas (como las cancerosas) y las normales. Por ejemplo, algunas terapias hematológicas dirigidas se dirigen a proteínas expresadas específicamente por las células leucémicas, deteniendo así su crecimiento o eliminándolas directamente.

La medicina personalizada se deriva de estas innovaciones. Reconoce que cada paciente es único y que su enfermedad, aunque tenga el mismo nombre que la de otro paciente, puede tener características muy diferentes a nivel molecular. El tratamiento de dos pacientes con leucemia, por ejemplo, puede variar en función de la genética y las características moleculares de sus células cancerosas.

Estos avances ofrecen grandes esperanzas, pero también conllevan nuevos retos. El coste de estas terapias suele ser elevado y su disponibilidad puede ser limitada. Además, su aplicación requiere una formación exhaustiva de los profesionales sanitarios y una estrecha colaboración entre clínicos, investigadores y laboratorios.

Para las enfermeras de hematología, esto significa mantenerse al día de los últimos avances, comprender los mecanismos de acción de estas terapias y ser capaces de explicar estos complejos tratamientos a los pacientes y sus familias. También deben estar atentas a los efectos secundarios específicos de estas nuevas terapias y ser capaces de gestionarlos.

Las terapias génicas y dirigidas están redefiniendo el panorama de la medicina y ofreciendo perspectivas terapéuticas innovadoras para muchas enfermedades hematológicas. Las enfermeras, que están en el centro de estos avances, tienen un papel fundamental que desempeñar para garantizar la eficacia y la seguridad de estos tratamientos, asegurando al mismo tiempo que los pacientes reciban una atención individualizada y humana.

El futuro de la hematología : de las expectativas a las esperanzas

La hematología, disciplina médica dedicada al estudio de la sangre, la médula ósea y las enfermedades que las afectan, se encuentra en la encrucijada de grandes innovaciones. Desde la secuenciación genómica hasta la inmunoterapia, la hematología se prepara para avances prometedores que podrían transformar radicalmente la forma en que diagnosticamos, tratamos y pensamos sobre las enfermedades de la sangre. Con este futuro en mente, es esencial comprender tanto lo que esperamos del futuro como las esperanzas que están impulsando el campo.

Expectativas tecnológicas y clínicas
*   **Secuenciación genómica de alto rendimiento:** Con la llegada de técnicas de secuenciación cada vez más potentes, esperamos conocer mejor las anomalías genéticas que están en la raíz de muchas

enfermedades hematológicas. Este conocimiento detallado permitirá identificar nuevas dianas terapéuticas y desarrollar tratamientos a medida.

- **Medicina regenerativa:** Los avances en la biología de las células madre podrían allanar el camino para la regeneración de tejidos u órganos dañados, ofreciendo nuevas opciones para afecciones como la anemia grave o la aplasia medular.
- **Innovaciones en trasplantes:** Esperamos mejorar las técnicas de trasplante de médula ósea, reducir las complicaciones y extender esta opción terapéutica a un mayor número de pacientes gracias a una mayor disponibilidad de donantes compatibles.

Esperanza para los pacientes y la sociedad

- **Tratamientos menos invasivos: La** esperanza es desarrollar terapias que sean a la vez más eficaces y menos angustiosas para el paciente, minimizando los efectos secundarios y maximizando al mismo tiempo la eficacia.
- **Una mejor calidad de vida: Además** de tratar las enfermedades en sí, el objetivo es ofrecer a los pacientes una mejor calidad de vida, controlando los síntomas, reduciendo el dolor y proporcionando un apoyo psicológico adecuado.
- **Accesibilidad y equidad:** La esperanza es que todos los pacientes, independientemente de su ubicación o situación económica, puedan beneficiarse de las mejores opciones de tratamiento disponibles. Para ello es necesaria una colaboración mundial que garantice un acceso equitativo al tratamiento.
- **Educación y sensibilización:** A medida que evoluciona este campo, es esencial sensibilizar a la opinión pública sobre los avances en hematología, fomentar la donación de sangre y médula ósea e invertir en la educación de los profesionales sanitarios.

El futuro de la hematología es brillante, impulsado por los avances tecnológicos y el deseo colectivo de mejorar la vida de los pacientes. Aún quedan muchos retos por delante, pero con una estrecha colaboración entre investigadores, clínicos, pacientes y responsables políticos, la hematología va por buen camino para alcanzar sus mayores aspiraciones.

Capítulo 8

CONSEJOS PRÁCTICOS Y RECURSOS PARA ENFERMERAS DE HEMATOLOGÍA

Formación continua :
formación y seminarios

El mundo de la medicina, con sus constantes avances en investigación, tecnología y cuidados clínicos, exige a los profesionales una actualización constante de sus conocimientos. Para las enfermeras de hematología, la formación continua es más que una necesidad: es una vocación. La dedicación a la excelencia clínica, al paciente y al arte de los cuidados exige un aprendizaje continuo. En este capítulo, exploramos la importancia de la formación y los seminarios para las enfermeras de hematología.

¿Por qué es esencial la formación continua?
- **Conocimientos en evolución**: El campo de la hematología evoluciona constantemente. Se realizan nuevos descubrimientos, se introducen terapias innovadoras y se actualizan los protocolos.
- **Mejora de las habilidades clínicas**: La formación en profundidad permite a las enfermeras adquirir nuevas habilidades, desarrollar las existentes y mantenerse al día de las mejores prácticas.
- **Seguridad del paciente**: Al mantenerse al día de los últimos métodos y recomendaciones, las enfermeras pueden garantizar una atención al paciente óptima y segura.
- **Realización profesional**: La formación continua fomenta la confianza, la experiencia y la promoción profesional.

Tipos de formación y seminarios
- **Formación clínica**: Centrada en las habilidades prácticas, abarca temas como la administración de quimioterapia, los cuidados paliativos y las técnicas de biopsia.
- **Seminarios de investigación**: Estas sesiones ofrecen información actualizada sobre los avances en la investigación hematológica, incluidos nuevos

tratamientos, ensayos clínicos y descubrimientos científicos.

- **Talleres de comunicación**: Estos cursos se centran en habilidades no técnicas pero esenciales, como la comunicación con los pacientes, el trabajo en equipo y la gestión del estrés.
- **Seminarios web y formación en línea**: gracias a la tecnología, ahora se puede acceder a muchos recursos educativos a distancia, lo que ofrece flexibilidad y diversidad en los temas tratados.
- **Congresos y conferencias**: Estos eventos a gran escala ofrecen la oportunidad de establecer contactos con otros profesionales, intercambiar conocimientos y aprender de expertos mundiales.

Optimizar la experiencia de formación

- **Planificación**: Identifique sus necesidades de formación, fíjese objetivos y busque las oportunidades que mejor se adapten a sus aspiraciones.
- **Participación activa**: Participe activamente en las sesiones, haga preguntas y participe en los debates.
- **Aplicación práctica**: Aplique lo aprendido lo antes posible para consolidar sus conocimientos.
- **Intercambio de conocimientos**: transmita lo que ha aprendido a sus colegas, creando un entorno de aprendizaje colectivo.

El camino hacia la excelencia en hematología es un viaje continuo. Mediante una formación regular y un compromiso con el aprendizaje, las enfermeras de hematología no sólo pueden mejorar su práctica clínica, sino también enriquecer sus carreras y, sobre todo, proporcionar los mejores cuidados posibles a sus pacientes.

Herramientas y aplicaciones para hacerlo más fácil práctica diaria

En un mundo dominado por la tecnología, las herramientas y aplicaciones digitales se han convertido en compañeros inestimables para los profesionales sanitarios, incluidas las enfermeras de hematología. Estas herramientas pueden simplificar muchos aspectos de la práctica diaria, desde la gestión de los pacientes hasta la formación continua y las comunicaciones interprofesionales. He aquí un vistazo a las innovaciones que están transformando la práctica de la enfermería hematológica.

Gestión de pacientes y seguimiento médico
*   **Historias clínicas electrónicas (H C E)** : Proporcionan un acceso rápido y seguro a la información del paciente, garantizando una coordinación óptima de la asistencia.
*   **Aplicaciones de seguimiento del tratamiento**: Estas herramientas ayudan a los pacientes a realizar un seguimiento de su medicación, efectos secundarios y citas, al tiempo que ofrecen al personal de enfermería una visión general en tiempo real.
*   **Plataformas de teleconsulta**: Permiten consultar a los pacientes a distancia, lo que resulta especialmente útil para el seguimiento de pacientes inmunodeprimidos o alejados geográficamente.

Comunicación y colaboración
*   **Sistemas de mensajería seguros**: Comuníquese confidencialmente con sus colegas, comparta información clínica o discuta casos.
*   **Plataformas de videoconferencia**: Para reuniones de equipo, formación a distancia o debates con especialistas.

Formación y recursos educativos

- **Aplicaciones de formación continua**: ofrecen módulos de aprendizaje, vídeos, cuestionarios y otros recursos para mantenerse al día.
- **Bibliotecas digitales**: Acceso a artículos de investigación, revistas profesionales y directrices clínicas actualizadas.
- **Podcasts y seminarios web especializados**: Para una formación sobre la marcha, cubriendo una variedad de temas de hematología.

Gestión del tiempo y organización

- **Agendas digitales**: programe citas, tareas y recordatorios.
- **Aplicaciones de notas y listas de** tareas: Para apuntar información importante, ideas o tareas.
- **Herramientas para la gestión del estrés y el bienestar:** meditación guiada, técnicas de respiración y control del estado de ánimo para apoyar la salud mental de los cuidadores.

Otras herramientas prácticas

- **Conversores y calculadoras médicas**: para dosis de fármacos, conversiones de unidades o índices específicos de hematología.
- **Aplicaciones de interacción entre medicamentos**: para comprobar rápidamente la compatibilidad de los tratamientos.
- **Herramientas de información al paciente**: Proporcionar a los pacientes información clara y fiable sobre sus dolencias, tratamientos y cuidados.

Al integrar estas herramientas y aplicaciones en su práctica diaria, las enfermeras de hematología pueden mejorar la eficacia, la seguridad y la calidad de los cuidados que prestan. Sin embargo, es crucial garantizar siempre la confidencialidad de los datos y el cumplimiento de las normas de cuidados. Con la formación adecuada y un uso juicioso, estas innovaciones tecnológicas pueden transformar realmente la práctica de la enfermería moderna.

Redes de apoyo y asociaciones profesionales

Las redes de apoyo y las asociaciones profesionales desempeñan un papel crucial en el campo de la hematología y para las enfermeras que trabajan en él. No sólo proporcionan apoyo profesional y emocional, sino que también son una valiosa fuente de educación, intercambio de conocimientos y oportunidades para establecer contactos. Descubramos cómo estas estructuras mejoran el trabajo de la enfermera hematóloga.

La importancia de las redes de apoyo
*   **Intercambio de conocimientos**: los foros, grupos de debate y reuniones permiten a las enfermeras compartir sus experiencias, abordar casos complejos y aprender unas de otras.
*   **Apoyo emocional**: Los profesionales sanitarios, sobre todo en especialidades exigentes como la hematología, pueden enfrentarse a situaciones estresantes. Disponer de una red en la que discutir, desahogarse o pedir consejo tiene un valor incalculable.
*   **Tutoría y entrenamiento**: Los recién llegados a la industria pueden beneficiarse de los consejos y la orientación de profesionales experimentados.

Asociaciones profesionales: un pilar para las enfermeras
*   **Formación continua**: Estas asociaciones organizan a menudo talleres, conferencias y seminarios web sobre temas actuales y relevantes.
*   **Cabildeo y representación**: Pueden defender los derechos de las enfermeras, influir en la política

sanitaria o proponer mejoras en la práctica profesional.

- **Recursos y publicaciones**: Acceso a revistas especializadas, directrices clínicas y otros recursos profesionales.
- **Oportunidades para establecer contactos**: Las conferencias y actos organizados por estas asociaciones ofrecen una oportunidad única para conocer a colegas, establecer contactos profesionales y aprender más sobre los avances en este campo.

Algunas asociaciones de renombre
- **La Sociedad Internacional de Hematología**: dedicada a promover y difundir el conocimiento sobre las enfermedades de la sangre.
- **Asociación de Enfermeras en Hematología y Oncología**: específica para enfermeras, ofrece formación, recursos y una red de apoyo.
- **Grupos de apoyo locales**: En muchos países o regiones existen asociaciones o grupos de apoyo específicos dedicados a la hematología.

Para las enfermeras de hematología, la participación activa en redes de apoyo y asociaciones profesionales es esencial. No sólo proporcionan recursos valiosos para la práctica clínica, sino que también ofrecen una comunidad de iguales con los que compartir, aprender y crecer. En última instancia, al apoyarse en estas redes, las enfermeras pueden mejorar la prestación de sus cuidados, su bienestar personal y su carrera profesional.

Capítulo 9

LOS PACIENTES Y SUS FAMILIAS : ATENCIÓN INTEGRAL

La importancia de la relación cuidados de enfermería en hematología

La relación cuidador-paciente es un pilar esencial en todos los ámbitos de la medicina. En hematología, donde los pacientes se enfrentan a menudo a diagnósticos graves y tratamientos largos y a veces complejos, esta relación adquiere una dimensión especialmente profunda y significativa. Descubramos por qué esta relación es tan crucial en hematología.

La vulnerabilidad de los pacientes hematológicos
Los pacientes de hematología se enfrentan a menudo a enfermedades potencialmente mortales como la leucemia, el linfoma u otros trastornos sanguíneos. Su curso médico puede implicar procedimientos invasivos como biopsias de médula ósea, transfusiones de sangre recurrentes o incluso trasplantes de células madre.

- **Necesidad de información**: Estos pacientes necesitan una comunicación clara sobre su diagnóstico, las opciones de tratamiento y sus implicaciones. Comprender su enfermedad y su tratamiento les ayuda a afrontar mejor este difícil periodo.
- **Emociones intensas**: Pueden aflorar el miedo, la ansiedad, la ira y a veces incluso la culpa. Un cuidador comprensivo y solidario puede ayudar a navegar a través de estos sentimientos.

La enfermera: un punto de referencia constante
Las enfermeras suelen ser el principal punto de contacto para los pacientes, ya que están presentes en todas las fases del proceso médico.

- **Confianza mutua**: Los pacientes deben confiar en su enfermera para sentirse seguros y seguir las recomendaciones del tratamiento. A la inversa, la enfermera debe confiar en el paciente para seguir las instrucciones y expresar sus preocupaciones.

- **Escucha activa**: las enfermeras de hematología deben estar formadas en la escucha activa, proporcionando un espacio en el que los pacientes puedan expresar sus miedos, esperanzas y preocupaciones.

Humanidad y empatía

La empatía es esencial en la relación cuidador-paciente. Cada paciente es único y comprender su situación personal, cultural y social es crucial.

- **Más allá de la enfermedad**: ver al paciente no sólo como una enfermedad que hay que tratar, sino como una persona con aspiraciones, sueños y miedos.
- **Apoyo** : En los momentos más oscuros, como cuando se anuncia una recaída o complicaciones, la presencia empática de un cuidador puede ofrecer un apoyo inestimable.

Impacto en los resultados médicos

Una buena relación cuidador-paciente puede incluso influir en los resultados médicos.

- **Cumplimiento del tratamiento**: Un paciente que se siente apoyado y comprendido tiene más probabilidades de seguir el plan de tratamiento.
- **Detección precoz de complicaciones**: La comunicación abierta permite la detección precoz de efectos secundarios o complicaciones.

La relación cuidador-paciente en hematología es una delicada danza entre la ciencia médica y la humanidad. Es una asociación basada en la confianza mutua, la empatía y el respeto. En un campo en el que hay tanto en juego, la calidad de esta relación puede marcar la diferencia, tanto para el bienestar del paciente como para la eficacia del tratamiento. Para las enfermeras de hematología, invertir tiempo y esfuerzo en esta relación no es sólo una obligación profesional, sino también una oportunidad única de marcar la diferencia en la vida de sus pacientes.

Educar a los pacientes y a sus familias sobre la enfermedad y su tratamiento

Educar a los pacientes y a sus familias sobre la enfermedad y el tratamiento es una función central de la enfermera de hematología. Esta educación es crucial no sólo para una mejor comprensión de la enfermedad, sino también para garantizar el cumplimiento del tratamiento, gestionar las expectativas y reducir la ansiedad. He aquí una visión general de este aspecto esencial de los cuidados.

Diagnóstico: Un punto de inflexión para el paciente y la familia
La noticia de un diagnóstico hematológico, ya sea leucemia, linfoma u otro trastorno de la sangre, puede poner patas arriba el mundo del paciente y de su familia. Las emociones se desbordan: shock, negación, miedo, confusión.
- **La primera etapa**: La enfermera debe proporcionar información clara sobre la enfermedad en sí, su causa, su posible curso y sus implicaciones.
- **Lenguaje**: Es crucial utilizar un lenguaje adaptado al nivel de comprensión del paciente y su familia, evitando la jerga médica demasiado compleja.

Comprender el tratamiento
El proceso de tratamiento hematológico puede ser largo, complejo y a veces doloroso.
- **Opciones de tratamiento**: Cada enfermedad puede tener varios enfoques terapéuticos. La enfermera explica las distintas opciones, sus ventajas, inconvenientes y posibles efectos secundarios.

78

- **Duración y plan**: Los pacientes necesitan tener una idea del calendario: cuánto durará el tratamiento, cuántas visitas al hospital serán necesarias, etc.

Gestión de los efectos secundarios
La mayoría de los tratamientos hematológicos tienen efectos secundarios.

- **Información preventiva**: Antes de iniciar el tratamiento, informe al paciente de los efectos secundarios habituales y de cómo controlarlos.
- **Señales de alarma**: Subraye cualquier síntoma o reacción que requiera atención médica inmediata.

Participación familiar
Implicar activamente a la familia en el proceso educativo tiene muchas ventajas.

- **Apoyo emocional**: Una familia informada puede ofrecer un apoyo más adecuado al paciente.
- **Ayuda práctica**: La familia puede ayudar a administrar la medicación, reconocer los efectos secundarios o facilitar el transporte al hospital.

Recursos y materiales didácticos
El uso de folletos, vídeos o páginas web fiables puede complementar las explicaciones verbales.

- **Ayudas visuales**: Los diagramas, modelos o animaciones pueden ayudar a explicar conceptos complejos.
- **Grupos de apoyo**: Dirigir a los pacientes y familiares a grupos de apoyo locales o asociaciones de pacientes puede proporcionar una plataforma para intercambiar y compartir.

Educar a los pacientes y a sus familias es un enfoque holístico. No se trata sólo de transmitir información médica, sino también de tranquilizar, establecer una relación de confianza e implicar activamente al paciente en su propio cuidado. Es una gran responsabilidad, pero también una oportunidad para que las enfermeras tengan un profundo impacto en la vida de los pacientes y sus familias, guiándoles a través de los retos de la enfermedad y el tratamiento.

La dimensión cultural y ética en hematología

Las dimensiones culturales y éticas de la hematología trascienden la mera práctica médica. Estos aspectos, que a veces se descuidan o subestiman, pueden influir profundamente en la forma de atender a los pacientes y en su experiencia de la enfermedad. Entonces, ¿cómo se manifiestan estas dimensiones en la hematología y cómo pueden ser sensibles a ellas los profesionales sanitarios?

La dimensión cultural en hematología

- **Diversidad de creencias**: Los pacientes proceden de diversas culturas, religiones y tradiciones. Cada cultura tiene su propia percepción de la enfermedad, la salud, la vida y la muerte.
- **Prácticas tradicionales**: Algunos pacientes pueden utilizar remedios tradicionales o rituales culturales junto con su tratamiento médico. Comprender y respetar estas opciones es crucial.
- **Comunicación**: Las barreras lingüísticas pueden ser un problema. Tener acceso a intérpretes o a recursos traducidos es esencial para garantizar una comunicación clara y eficaz.
- **Consideraciones dietéticas**: Ciertas dietas culturales o religiosas pueden tener implicaciones para la nutrición del paciente, especialmente durante el tratamiento.

Cuestiones éticas en hematología
- **Consentimiento informado**: Asegúrese de que los pacientes comprenden plenamente las implicaciones de su tratamiento, los riesgos asociados y las demás opciones disponibles.
- **Confidencialidad**: El respeto a la intimidad y la confidencialidad de la información médica de los pacientes son primordiales.
- **Final de la vida y cuidados paliativos**: Las decisiones relativas al final de la vida, en particular el cese del tratamiento o la introducción de medidas de apoyo, deben tomarse con sensibilidad, teniendo en cuenta los deseos del paciente y de su familia.
- **Acceso a la atención sanitaria**: En determinados contextos, el acceso a tratamientos caros o punteros puede plantear cuestiones éticas, en particular sobre la forma en que se asignan estos recursos.

Integrar la cultura y la ética en la práctica clínica
- **Formación continua**: Las enfermeras y otros profesionales sanitarios deben recibir formación continua sobre cuestiones culturales y éticas.
- **Escucha activa**: Tómese el tiempo necesario para escuchar las preocupaciones, creencias y valores de los pacientes.
- **Comités de ética**: Tener acceso a los comités de ética de los hospitales puede ayudar a sortear situaciones complejas o ambiguas.
- **Políticas de inclusión**: Promover una cultura de inclusión y diversidad en las instituciones médicas garantiza que se reconozcan y respeten las necesidades culturales de los pacientes.

La hematología, como todos los campos de la medicina, no se limita a la biología o la fisiología. Se encuentra en la intersección de la ciencia, la cultura y la ética. Al reconocer y respetar la dimensión cultural y ética de la asistencia, los profesionales sanitarios pueden ofrecer una atención más holística, empática y personalizada, que responda no sólo a las necesidades fisiológicas de los pacientes, sino también a sus necesidades emocionales, espirituales y culturales.

Capítulo 10

FARMACOLOGÍA ESPECÍFICA EN HEMATOLOGÍA

Medicamentos esenciales : indicaciones, contraindicaciones y efectos secundarios

Los medicamentos hematológicos abarcan una amplia gama de patologías, desde una simple anemia hasta cánceres sanguíneos más complejos como la leucemia o el linfoma. Es esencial que los enfermeros conozcan las indicaciones, contraindicaciones y efectos secundarios de los medicamentos que administran. He aquí un resumen de algunos fármacos hematológicos clave, aunque se trata sólo de una fracción de los disponibles.

1. Agentes alquilantes (por ejemplo, ciclofosfamida)
   * *Indicaciones*: Tratamiento de varios tipos de cáncer, como la leucemia, el linfoma y el mieloma.
   * *Contraindicaciones*: Alergias conocidas, ciertos trastornos renales o hepáticos.
   * *Efectos secundarios*: Supresión de la médula ósea, náuseas, caída del cabello, toxicidad renal.
2. Antimetabolitos (por ejemplo, metotrexato)
   * *Indicaciones* : Leucemia aguda, linfoma.
   * *Contraindicaciones*: Embarazo, lactancia, insuficiencia hepática o renal grave.
   * *Efectos secundarios*: Toxicidad hepática, úlceras bucales, diarrea.
3. Antibióticos antitumorales (por ejemplo, Doxorrubicina)
   * *Indicaciones* : Varios tipos de cáncer, incluidos ciertos linfomas.
   * *Contraindicaciones*: Insuficiencia cardíaca, trastornos del ritmo.
   * *Efectos secundarios*: Toxicidad cardiaca, caída del cabello, mielosupresión.
4. Agentes de apoyo (por ejemplo, epoetina)
   * *Indicaciones* : Anemia asociada a insuficiencia renal crónica o quimioterapia.

- *Contraindicaciones*: Hipertensión no controlada, antecedentes de trombosis.
- *Efectos secundarios*: Hipertensión, riesgo de coágulos sanguíneos, dolor articular.

5. Inhibidores de la tirosina quinasa (por ejemplo, Imatinib)
- *Indicaciones* : Leucemia mieloide crónica, algunos otros cánceres.
- *Contraindicaciones*: Alergia conocida al medicamento.
- *Efectos secundarios*: edema, náuseas, erupciones cutáneas, dolor muscular.

6. Corticosteroides (por ejemplo, prednisona)
- *Indicaciones*: Diversas patologías hematológicas, como la enfermedad de Hodgkin y la leucemia linfocítica crónica.
- *Contraindicaciones*: Infecciones activas no tratadas, úlceras pépticas.
- *Efectos secundarios*: Aumento del apetito, insomnio, cambios de humor, osteoporosis a largo plazo.

Esta visión general de los medicamentos esenciales en hematología pone de relieve la necesidad de que los profesionales sanitarios conozcan a fondo la farmacología. Los medicamentos hematológicos pueden ser potentes y tener importantes efectos secundarios. Una administración prudente, una supervisión cuidadosa y una educación adecuada del paciente son esenciales para garantizar la seguridad del paciente al tiempo que se maximiza la eficacia del tratamiento.

Avances en terapias dirigidas

Las terapias dirigidas han revolucionado el tratamiento de las enfermedades hematológicas. A diferencia de la quimioterapia tradicional, que ataca indiscriminadamente a todas las células que se dividen rápidamente, las terapias dirigidas atacan específicamente las moléculas implicadas en el crecimiento y la supervivencia de las células cancerosas. Esto reduce el daño causado a las células sanas, ofreciendo un perfil de efectos secundarios más tolerable.

1. Inhibidores de la tirosina quinasa (ITK)
   - *Ejemplo*: Imatinib, utilizado principalmente para la leucemia mieloide crónica (LMC).
   - *Mecanismo de acción*: Estos fármacos bloquean la actividad de las proteínas tirosina quinasas, que desempeñan un papel esencial en la señalización celular y el crecimiento de las células cancerosas.
   - *Ventajas*: Una respuesta duradera con un perfil de efectos secundarios relativamente leve, sobre todo si se compara con la quimioterapia tradicional.
2. Inhibidores de BCL-2
   - *Ejemplo*: Venetoclax, utilizado para la leucemia linfocítica crónica (LLC).
   - *Mecanismo de acción*: La BCL-2 es una proteína que impide la muerte de las células cancerosas. El venetoclax inhibe esta proteína, provocando la muerte de las células cancerosas.
   - *Beneficios*: Notablemente eficaz, especialmente cuando se combina con otras terapias.
3. Inhibidores de la vía PI3K/AKT/mTOR
   - *Ejemplo*: Idelalisib, utilizado para ciertos tipos de linfoma.
   - *Mecanismo de acción*: Se dirige a la vía PI3K, esencial para la supervivencia y la proliferación de las células cancerosas.
   - *Beneficios*: Proporciona una nueva opción para los pacientes resistentes a otros tratamientos.
4. Inhibidores PARP
   - *Ejemplo*: Olaparib, utilizado en ciertos cánceres sólidos, pero que también se está explorando para la leucemia.

- *Mecanismo de acción*: Impide que las células cancerosas reparen su ADN, lo que provoca su muerte.
- *Ventajas*: Especialmente eficaz en pacientes con ciertas mutaciones genéticas.

5. Terapias de inmunoconjugación
- *Ejemplo*: Brentuximab vedotin, para el tratamiento del linfoma de Hodgkin.
- *Mecanismo de acción*: combina un anticuerpo específico con una toxina. El anticuerpo se dirige a una proteína de las células cancerosas, liberando la toxina directamente en la célula.
- *Beneficios*: Ataque preciso a las células cancerosas, minimizando el daño a las células sanas.

Los avances en las terapias dirigidas ofrecen nuevas esperanzas a los pacientes que sufren enfermedades hematológicas. Permiten tratamientos más específicos, reducen los efectos secundarios y pueden utilizarse solas o en combinación con otras terapias. La investigación en este campo es dinámica, con la esperanza de descubrir nuevas dianas y desarrollar terapias aún más eficaces.

Administración y gestión de medicamentos : precauciones y mejores prácticas

La administración y gestión de medicamentos es una parte crucial de la función enfermera, sobre todo en hematología, donde los pacientes pueden recibir tratamientos complejos y potentes. Los errores de medicación pueden tener graves consecuencias, por lo que es esencial seguir prácticas rigurosas para garantizar la seguridad del paciente.

1. Los "Cinco Buenos

Esta es una regla fundamental de la administración de medicamentos:

- *Buen paciente* : Compruebe siempre la identidad del paciente.
- *El medicamento adecuado* : Asegúrese de que tiene la medicación adecuada.
- *Dosis correcta*: Compruebe que la dosis es correcta.
- *Vía correcta*: Confirme que está utilizando la vía de administración correcta (oral, intravenosa, etc.).
- *El momento adecuado*: Administre el medicamento en el momento adecuado.

2. Comprender el medicamento

- Conozca el medicamento, sus indicaciones, contraindicaciones, posibles efectos secundarios e interacciones farmacológicas.
- Tenga en cuenta los medicamentos que requieren una dilución especial o una administración durante un periodo de tiempo.

3. Preparación adecuada

- Prepare los medicamentos en un entorno tranquilo y sin interrupciones para minimizar los errores.
- Utilice dispositivos de medición precisos para los medicamentos líquidos.

4. Seguimiento del paciente

- Vigile al paciente en busca de reacciones alérgicas o efectos secundarios tras la administración.
- Conozca las constantes vitales básicas del paciente antes de la administración, sobre todo si el fármaco puede influir en estos parámetros.

5. Documentación completa

- Documentar inmediatamente después de la administración.
- Incluya el nombre del fármaco, la dosis, la vía, la hora y cualquier observación relevante.

6. Comunicación eficaz
  - Informe al paciente sobre el medicamento que va a recibir, su finalidad y sus posibles efectos secundarios.
  - Póngase en contacto con el equipo asistencial si tiene alguna duda o anomalía.
7. Precauciones con los medicamentos de alto riesgo
  - Los medicamentos como la quimioterapia requieren precauciones específicas, como el uso de equipos de protección personal durante su preparación y administración.
  - Algunos medicamentos pueden requerir una estrecha vigilancia del paciente, como la toma regular de muestras de sangre.
8. Educación permanente
  - Manténgase al día de las nuevas recomendaciones, los cambios en los protocolos o la introducción de nuevos fármacos.
9. Fomentar la participación de los pacientes
  - Los pacientes bien informados pueden ser socios activos en su propio cuidado. Anímeles a hacer preguntas y a informar de cualquier efecto adverso.
10. Estar cerca de la farmacia
  - Establezca una buena comunicación con el departamento de farmacia, ya que los farmacéuticos son un recurso inestimable para las cuestiones relacionadas con los medicamentos.

La administración segura de medicamentos es esencial para garantizar el bienestar de los pacientes. Para ello se requiere una combinación de conocimientos, atención al detalle, buenas prácticas y comunicación. En el campo de la hematología, con sus terapias complejas y específicas, estas precauciones son aún más cruciales.

Capítulo 11

CALIDAD
DE VIDA
DEL PACIENTE

Los retos de la vida cotidiana y adaptación a la enfermedad

Vivir con una enfermedad hematológica puede presentar retos multidimensionales, desde síntomas físicos hasta trastornos emocionales. Para los pacientes y sus familias, adaptarse a la enfermedad significa a menudo remodelar la vida cotidiana y replantearse las prioridades.

1. Síntomas y limitaciones físicas
   - **Fatiga**: Uno de los síntomas más comunes, la fatiga puede limitar gravemente la actividad diaria. No se trata sólo de una sensación de somnolencia, sino de un profundo agotamiento que no siempre mejora con el descanso.
   - **Dolor**: El dolor crónico puede ser una realidad que requiere un tratamiento farmacológico y no farmacológico.
   - **Efectos secundarios del tratamiento**: Las náuseas, la caída del cabello y la neuropatía, entre otros, pueden afectar a la calidad de vida.
2. Adaptaciones emocionales y psicológicas
   - **Miedo y ansiedad**: El miedo a la progresión de la enfermedad, a los tratamientos o a lo desconocido es frecuente. Las sesiones de terapia, los grupos de apoyo y las técnicas de relajación pueden ayudar.
   - **Depresión**: Ante la enfermedad, algunas personas pueden sentir una sensación de impotencia o tristeza persistente.
   - **Autoestima**: Los cambios y limitaciones corporales pueden influir en la autopercepción.
3. Impacto social y relacional
   - **Aislamiento**: Debido a sus síntomas o a la necesidad de proteger su sistema inmunológico, algunos pacientes pueden sentirse aislados.

- **Dinámica familiar**: Los roles dentro de la familia pueden cambiar. Un cónyuge o un hijo pueden convertirse en cuidadores, por ejemplo.
- **Relaciones íntimas**: La enfermedad y el tratamiento pueden afectar a la libido y a la imagen corporal, influyendo en las relaciones íntimas.

4. Desafíos profesionales
- **Capacidad laboral**: Dependiendo de la gravedad de la enfermedad y de los efectos del tratamiento, puede ser necesario reducir la jornada laboral o tomar una baja médica.
- **Discriminación en el trabajo**: Aunque es ilegal en muchos países, algunos pacientes pueden sufrir discriminación a causa de su enfermedad.

5. Adaptaciones prácticas
- **Dieta y nutrición**: Una dieta sana puede ayudar a controlar ciertos síntomas y reforzar la inmunidad.
- **Ejercicio**: El ejercicio adecuado puede mejorar la fuerza, la resistencia y el bienestar mental.
- **Planificación**: Tener un calendario para las citas médicas, la medicación y el descanso puede ayudar a estructurar el día.

6. Aspectos financieros
- **Gastos médicos**: Los tratamientos, las consultas y la medicación pueden ser caros, incluso con seguro.
- **Pérdida de ingresos**: Si el paciente o el cuidador tienen que trabajar menos o dejar de hacerlo, esto puede repercutir en los ingresos familiares.

Adaptarse a la vida con una enfermedad hematológica es un viaje, no un destino. Cada paciente y su familia afrontarán estos retos de forma diferente. La ayuda está disponible de muchas formas, desde profesionales médicos hasta grupos de apoyo y terapias complementarias. La clave es buscar apoyo, hacer preguntas y recordar que no tiene por qué afrontar estos retos solo.

Rehabilitación y fisioterapia para pacientes hematológicos

La rehabilitación y la fisioterapia desempeñan un papel crucial en el tratamiento de los pacientes con enfermedades hematológicas. Aunque estas enfermedades afectan principalmente al sistema sanguíneo y linfático, su impacto en el organismo puede ser vasto y multidimensional, lo que requiere enfoques terapéuticos integradores para mejorar la calidad de vida del paciente.

1. Rehabilitación: una visión general
La rehabilitación pretende ayudar a los pacientes a recuperar o mantener un nivel óptimo de funcionamiento físico, emocional y social, a pesar de los retos impuestos por la enfermedad.
- **Evaluación inicial**: Se trata de una evaluación completa del nivel de funcionamiento del paciente, incluida la movilidad, la fuerza, la resistencia, el dolor, la capacidad respiratoria y el bienestar emocional.
- **Objetivos individualizados**: Basándose en la evaluación, se establecen objetivos específicos y alcanzables para cada paciente.

2. Fisioterapia
- **Mejorar la movilidad**: Los pacientes pueden sufrir rigidez articular o debilidad muscular debido a la inactividad, especialmente tras largos periodos en el hospital. Los fisioterapeutas ayudan a movilizar las articulaciones y a fortalecer los músculos.
- **Tratamiento del dolor**: Pueden utilizarse técnicas como la termoterapia, la crioterapia, los ultrasonidos o la terapia manual para tratar el dolor.
- **Terapia respiratoria**: Algunos pacientes pueden necesitar ejercicios respiratorios para mejorar la capacidad pulmonar, sobre todo si han tenido

infecciones pulmonares o si la enfermedad afecta a la función pulmonar.

3. Actividades de la vida diaria (AVD)
Los terapeutas ocupacionales trabajan con los pacientes para ayudarles a reanudar las actividades de la vida diaria, como vestirse, cocinar o incluso tareas más complejas como volver al trabajo.

4. Adaptación emocional y social
La rehabilitación no trata sólo del cuerpo. Los trabajadores sociales, psicólogos y otros profesionales pueden ayudar a los pacientes a adaptarse emocionalmente a su enfermedad, controlar la ansiedad y la depresión y superar retos sociales como la vuelta al trabajo o la adaptación a la vida familiar.

5. Educación del paciente
Es crucial que los pacientes comprendan su enfermedad, sus tratamientos y cómo éstos pueden afectar a su organismo. La educación puede ayudarles a participar activamente en su rehabilitación.

6. Talleres de grupo
Estos talleres pueden tratar temas como la nutrición, la gestión del estrés, la actividad física adaptada, etc. También brindan a los pacientes la oportunidad de debatir y apoyarse mutuamente.

7. Seguimiento a largo plazo
La rehabilitación no se detiene cuando los pacientes abandonan el hospital. Un seguimiento regular garantiza que los pacientes sigan progresando y adaptándose a su vida cotidiana.

La rehabilitación y la fisioterapia son esenciales para garantizar a los pacientes con enfermedades hematológicas la mejor calidad de vida posible. Al tener en cuenta a la persona en su totalidad, estas intervenciones pretenden restaurar la función, la confianza en sí mismo y la autonomía, permitiendo a los pacientes vivir plenamente a pesar de su enfermedad.

Nutrición y dietética en hematología

La nutrición desempeña un papel fundamental en el cuidado de los pacientes que padecen enfermedades hematológicas. Una dieta equilibrada y adecuada no sólo puede ayudar a aliviar algunos de los efectos secundarios del tratamiento, sino también a reforzar el sistema inmunológico, mejorar la cicatrización y promover el bienestar general.

1. ¿Por qué es crucial la nutrición?
   * **Apoyo al tratamiento**: Los tratamientos hematológicos, en particular la quimioterapia, pueden ser extremadamente duros para el organismo. Una nutrición adecuada proporciona la energía y los nutrientes esenciales para apoyar al organismo durante este periodo.
   * **Refuerzo del sistema inmunitario**: Una dieta equilibrada puede ayudar a reforzar el sistema inmunitario, lo que es crucial para los pacientes hematológicos que pueden ser más susceptibles a las infecciones.
2. Retos nutricionales en hematología
   * **Pérdida de apetito**: Común con algunos tratamientos, puede deberse a náuseas, cambios en el gusto u otros efectos secundarios.
   * **Trastornos digestivos**: Pueden aparecer náuseas, vómitos, diarrea o estreñimiento.
   * **Aumento de las necesidades energéticas: La** lucha contra la enfermedad puede aumentar las necesidades energéticas del organismo.

3. Recomendaciones dietéticas
- **Proteínas**: cruciales para la reparación y construcción de tejidos, así como para la función inmunitaria. Fuentes: carne magra, pescado, huevos, legumbres, productos lácteos.
- **Hidratos de carbono:** Proporcionan energía. Favorezca los carbohidratos complejos como los cereales integrales.
- **Grasas**: Opte por fuentes saludables como el aguacate, los frutos secos, el aceite de oliva y el pescado azul.
- **Vitaminas y minerales**: cruciales para la curación y la función inmunitaria. Una dieta variada es la clave.

4. Hidratación

La hidratación es esencial, sobre todo para ayudar a eliminar las toxinas y los medicamentos del organismo.

5. Alimentos que debe evitar
- **Alimentos no pasteurizados o crudos: Debido** al mayor riesgo de infección.
- **Alcohol**: Puede interactuar con ciertos medicamentos y debilitar el sistema inmunitario.
- **Alimentos muy dulces o salados**: Pueden exacerbar ciertos efectos secundarios como la retención de líquidos.

6. Consejos prácticos
- **Coma comidas más pequeñas**: Si la pérdida de apetito es un problema, opte por comidas más pequeñas y frecuentes.
- **Enriquecimiento calórico**: Si el aumento de peso es difícil, enriquezca las comidas con suplementos nutricionales.
- **Suplementos**: Deben discutirse con el médico o el dietista. Algunos pueden ser beneficiosos, mientras que otros pueden interferir con el tratamiento.

7. Trabajar con un dietista
- **Un dietista especializado** en oncología o hematología puede proporcionarle asesoramiento personalizado y ayudarle a elaborar un plan nutricional a su medida.

La nutrición en hematología es una piedra angular del tratamiento y la recuperación. Cada paciente es único, por lo que es esencial contar con el asesoramiento adecuado, escuchar a su cuerpo y colaborar estrechamente con los profesionales sanitarios para garantizar una nutrición óptima durante todo el tratamiento.

Capítulo 12

CASOS CLÍNICOS Y ESTUDIOS DE SITUACIÓN

Análisis de casos complejos y cómo responder

La hematología es un campo complejo, en el que los pacientes suelen presentar síntomas y diagnósticos polimórficos que requieren un enfoque multidimensional. En este capítulo exploraremos el análisis de casos complejos de hematología, centrándonos en la metodología para abordar y resolver estas situaciones.

1. Comprender la complejidad
- **Síntomas múltiples**: Un paciente puede presentar una combinación de síntomas que no corresponden claramente a una sola enfermedad.
- **Interacciones farmacológicas**: Los pacientes hematológicos suelen tomar varios fármacos, que pueden interactuar entre sí o con la propia enfermedad.

2. Metodología de abordaje
- **Recopilación de información**: Realice un historial detallado, que incluya los antecedentes médicos, la medicación, los síntomas actuales y su progresión.
- **Examen clínico**: Es esencial realizar un examen físico completo, prestando atención a los signos clínicos sutiles.
- **Investigaciones**: Las pruebas de laboratorio, las biopsias y las imágenes médicas, entre otras, pueden proporcionar información esencial.

3. Resolver casos complejos
- **Colaboración interprofesional**: Involucrar a especialistas de otras disciplinas médicas puede aportar una perspectiva diferente o habilidades especializadas.
- **Revisión bibliográfica**: En algunos casos, puede ser útil buscar en la literatura médica casos similares o recomendaciones basadas en pruebas.

- **Consulta a colegas**: Discutir el caso con colegas o en reuniones clínicas puede aportar nuevas ideas o experiencias similares.
- **Seguimiento regular**: En algunos casos, el diagnóstico puede no ser inmediatamente evidente. Un seguimiento estrecho del paciente permite observar la evolución de los síntomas y ajustar el enfoque diagnóstico.

4. Ejemplos de casos complejos
- **Leucemia con síntomas neurológicos atípicos**: ¿Cómo diferenciar entre complicaciones de la enfermedad, efectos secundarios de la medicación u otra patología concomitante?
- Anemia Refractaria con Exceso de Blastos (RAEB) en el Contexto de Otra Enfermedad Autoinmune: ¿Cómo pueden tratarse simultáneamente ambas afecciones sin exacerbar una u otra?

5. La importancia de la comunicación
- **Con el paciente**: Explique claramente las incertidumbres, los próximos pasos y tranquilice al paciente sin dejar de ser transparente.
- **Con la familia**: Mantenga informada a la familia, sobre todo cuando participe en los cuidados del paciente.
- **Con el equipo** asistencial: Garantizar una comunicación clara y regular con todos los miembros del equipo asistencial para asegurar una atención coordinada.

Los casos hematológicos complejos suponen un reto para las habilidades diagnósticas y terapéuticas de los profesionales sanitarios. Sin embargo, con un enfoque metódico, una estrecha colaboración entre profesionales y una comunicación transparente con los pacientes y sus familias, estos retos pueden superarse, lo que conduce a una atención óptima del paciente.

Dilemas éticos comunes y reflexiones

Los dilemas éticos son situaciones en las que resulta difícil determinar la mejor acción a tomar debido a principios morales o éticos contradictorios. En hematología, donde las decisiones pueden influir en la calidad de vida, la duración de la vida o incluso la vida misma, estos dilemas son frecuentes. Veamos algunos de estos dilemas éticos y el razonamiento que los sustenta.

1. Interrupción del tratamiento al final de la vida

Dilema: ¿Cuándo, o si, debe interrumpir un tratamiento que prolonga la vida pero que también podría reducir su calidad?

Reflexión: Equilibrar el principio de "no hacer daño" con el de ofrecer la mejor calidad de vida posible. Escuchar los deseos del paciente y su familia, recurriendo al mismo tiempo al asesoramiento de expertos.

2. Divulgación completa al paciente

Dilema: ¿Hasta qué punto revelar detalles de un diagnóstico o pronóstico grave a un paciente?

Reflexión: Encontrar el equilibrio entre el derecho del paciente a la información y la protección de su bienestar emocional y mental.

3. Investigación clínica en pacientes

Dilema: ¿Cómo reclutar pacientes para ensayos clínicos sin influir indebidamente en su decisión ni comprometer su bienestar?

Reflexión: Garantizar el consentimiento informado, asegurarse de que los pacientes comprenden los riesgos y los beneficios, y garantizar que su participación es totalmente voluntaria.

4. Distribución de recursos limitados

Dilema: ¿Cómo asignar recursos (como un trasplante de médula ósea) cuando la demanda supera a la oferta?

Reflexión: Utilice criterios éticamente defendibles para la distribución, como la probabilidad de éxito, evitando al mismo tiempo cualquier forma de discriminación.

5. Respeto de la autonomía del paciente frente al interés superior

Dilema: ¿Qué hacer cuando un paciente se niega a recibir un tratamiento que le salve o le prolongue la vida?

Reflexión: Respete la autonomía del paciente asegurándose de que comprende plenamente las consecuencias de su elección.

6. Decisiones sobre pacientes incapacitados

Dilema: ¿Cómo tomar decisiones por pacientes que no pueden expresar sus deseos, como los que están en coma o sufren problemas mentales?

Reflexión: Confíe en un representante legal o en una directiva anticipada, y actúe siempre en el mejor interés del paciente.

7. Confidencialidad frente a riesgo para terceros

Dilema: ¿Qué ocurre si un paciente hematológico supone un riesgo para los demás (por ejemplo, una enfermedad contagiosa) pero no quiere que esto se divulgue?

Reflexión: Equilibrar el derecho del paciente a la confidencialidad con la protección de la salud pública.

Los dilemas éticos en hematología requieren una reflexión cuidadosa, una comunicación abierta y una colaboración interprofesional. Es esencial recordar que cada paciente es único y que no siempre hay una respuesta "correcta". El objetivo es esforzarse por tomar decisiones que respeten tanto los principios éticos como las necesidades individuales del paciente.

Comentarios :
lecciones aprendidas de la práctica diaria

La práctica diaria de la hematología es una compleja mezcla de ciencia, arte y humanidad. Aunque los libros de texto pueden enseñar teoría, es la cabecera del paciente la que ofrece las lecciones más valiosas. He aquí un repaso a las opiniones de las enfermeras de hematología, que destacan las valiosas lecciones aprendidas en la práctica diaria.

1. La paciencia es una virtud
En hematología, los pacientes pasan a menudo por tratamientos largos y difíciles. Es esencial aprender a ser paciente, no sólo en la espera de los resultados, sino también en la gestión de las expectativas y emociones de los pacientes.

2. La escucha activa es crucial
Los pacientes a veces pueden dar pistas sutiles sobre su estado o sus preocupaciones. Aprender a escuchar de verdad - sin interrumpir ni suponer - puede conducir a un mejor diagnóstico, una mejor comprensión y una mejor relación terapéutica.

3. Cada paciente es único
Dos pacientes con el mismo diagnóstico pueden tener síntomas, respuestas al tratamiento y necesidades emocionales muy diferentes. Tratar a cada paciente como un individuo es fundamental.

4. El autocuidado es esencial
La naturaleza emocionalmente cargada de la hematología puede conducir al agotamiento. Aprender a cuidarse, reconocer los signos de fatiga y buscar apoyo es crucial para la longevidad en este campo.

5. La ética por encima de todo

Enfrentados a dilemas éticos, muchos profesionales han aprendido la importancia de estar bien informados sobre los principios éticos, buscar asesoramiento y actuar siempre en el mejor interés del paciente.

6. La comunicación eficaz es la clave

Ya sea con colegas, pacientes o sus familiares, una comunicación clara y eficaz evita malentendidos, fomenta la confianza y mejora los resultados.

7. El aprendizaje nunca se detiene

La medicina evoluciona constantemente. Las enfermeras de hematología han descubierto que es esencial mantenerse al día de las últimas investigaciones, tecnologías y mejores prácticas.

8. La compasión es el corazón de la profesión

Cuando nos enfrentamos a un diagnóstico grave, la compasión es a menudo lo que ayuda a los pacientes a superar los momentos difíciles. La capacidad de ofrecer compasión sin agobiarse emocionalmente es una habilidad valiosa.

9. El trabajo en equipo es inestimable

La hematología es un campo multidisciplinar. Trabajar eficazmente con otros especialistas, ya sean médicos, técnicos o asesores, mejora la atención al paciente.

10. Celebrar las pequeñas victorias

En un campo en el que los retos son muchos, apreciar las pequeñas victorias -ya sea una mejoría sintomática o buenas noticias en un examen- aporta alegría y renovación a la práctica diaria.

La hematología, con sus retos y recompensas, ofrece innumerables oportunidades de aprendizaje. Las lecciones aprendidas en la práctica diaria, basadas en la experiencia real, son esenciales para guiar e informar a la próxima generación de profesionales.

Capítulo 13

EL MARCO JURÍDICO Y LA ÉTICA

Derechos de los pacientes en hematología

Los derechos de los pacientes en hematología, como en cualquier otro campo médico, son de vital importancia para garantizar una atención justa, respetuosa y centrada en el paciente. Esta atención no sólo pretende tratar la enfermedad, sino también respetar la dignidad, la autonomía y las preferencias del paciente. He aquí una exploración fluida de estos derechos:

Los fundamentos de los derechos de los pacientes
La hematología es un campo especializado de la medicina que se ocupa de enfermedades a menudo complejas y potencialmente mortales. En este contexto, se acentúa la importancia de los derechos de los pacientes. Estos derechos constituyen la base de la relación de confianza entre el paciente y el profesional sanitario, y son garantía de una atención de alta calidad.

Derecho a la información
Todo paciente tiene derecho a ser informado de forma clara y comprensible sobre su estado de salud, los tratamientos propuestos, sus beneficios y riesgos y otras alternativas posibles. Esta información permite a los pacientes tomar decisiones sobre su salud con conocimiento de causa.

Consentimiento informado
Antes de cualquier intervención o tratamiento, los pacientes deben dar su consentimiento. Deben ser informados de las implicaciones, los riesgos y los posibles beneficios. En hematología, donde tratamientos como la quimioterapia o los trasplantes de médula ósea pueden tener graves efectos secundarios, este consentimiento es crucial.

Confidencialidad de los datos

La información médica de un paciente es confidencial. No puede compartirse sin el consentimiento del paciente, salvo en circunstancias excepcionales previstas por la ley.

El derecho a la intimidad y al respeto

Los pacientes tienen derecho a ser tratados con dignidad y respeto, sin discriminación. Esto incluye el respeto a su intimidad durante los exámenes y el tratamiento.

Derecho a una segunda opinión

Si un paciente tiene dudas o inquietudes sobre su diagnóstico o tratamiento, tiene derecho a pedir una segunda opinión a otro especialista.

Participación activa en el plan de cuidados

Los pacientes tienen derecho a participar activamente en la planificación y aplicación de su plan de cuidados. Pueden aceptar o rechazar el tratamiento y tienen derecho a ser informados de las implicaciones de estas decisiones.

El derecho a una atención de calidad

Todo paciente tiene derecho a recibir la mejor atención médica posible, de acuerdo con las normas y directrices vigentes.

Acceso a los historiales médicos

Los pacientes tienen derecho a acceder a su historial médico y a recibir copias si es necesario.

Derecho a presentar una denuncia

Si un paciente considera que no se han respetado sus derechos, tiene derecho a presentar una queja.

Reconocer y respetar los derechos de los pacientes hematológicos no es sólo una obligación ética y legal para los profesionales sanitarios; es esencial para garantizar una atención centrada en el paciente. Estos derechos pretenden equilibrar la dinámica de poder entre el profesional y el paciente, situando al paciente en el centro de todas las decisiones relativas a su salud.

Responsabilidades y obligaciones de la enfermera

Las enfermeras desempeñan un papel fundamental en la atención al paciente, actuando como enlace entre éste y el equipo médico. Desempeñan una serie de funciones esenciales, que van desde los cuidados directos hasta las tareas educativas, administrativas y de investigación. He aquí una presentación fluida de las responsabilidades y obligaciones de las enfermeras:

Un papel central en el proceso asistencial
La posición del enfermero en la encrucijada de múltiples interacciones significa que es el garante de una atención integral y personalizada al paciente. Pero este papel central conlleva una gran responsabilidad.

Atención directa al paciente
Probablemente sea la primera imagen que le venga a la mente: la enfermera junto a la cama del paciente. Esta responsabilidad abarca la administración de medicación, el cuidado de las heridas, la toma de constantes vitales, así como la evaluación del dolor y el bienestar emocional del paciente.

Educación y asesoramiento
Las enfermeras tienen el deber de informar y educar a los pacientes y a sus familias sobre su enfermedad, su tratamiento, qué hacer y cómo prevenirla. El objetivo de esta educación es capacitar a los pacientes y mejorar su calidad de vida.

Coordinación de cuidados
Las enfermeras coordinan la atención entre los distintos profesionales sanitarios, garantizando la continuidad y la coherencia de los cuidados. Pueden actuar como enlace entre el médico, el fisioterapeuta, el psicólogo y otros especialistas.

Evaluación de las necesidades

Las enfermeras evalúan regularmente el estado de salud del paciente, detectan cualquier complicación y ajustan los cuidados en consecuencia. Esta evaluación continua es esencial para anticipar y responder a las necesidades cambiantes del paciente.

Documentación rigurosa

Las enfermeras deben documentar meticulosamente cada tratamiento, intervención u observación en el expediente médico del paciente. Esta trazabilidad es crucial para la seguridad del paciente, la coordinación de los cuidados y la responsabilidad legal.

Respeto por la ética y los derechos de los pacientes

Todo paciente debe ser tratado con dignidad, respeto y sin discriminación. Las enfermeras también garantizan la confidencialidad de la información médica.

Desarrollo profesional continuo

Las enfermeras tienen el deber de mantenerse al día de los avances médicos, las técnicas de cuidados y la normativa. Esta obligación de formación continua garantiza unos cuidados de alta calidad basados en las últimas pruebas científicas.

Colaboración interprofesional

Las enfermeras colaboran estrechamente con un equipo multidisciplinar. Esta colaboración requiere comunicación, respeto mutuo y compartir habilidades para garantizar una atención óptima al paciente.

Gestión de recursos

Las enfermeras gestionan los recursos materiales y humanos de que disponen para prestar cuidados. Esta gestión debe ser eficaz para garantizar la seguridad y el bienestar de los pacientes, optimizando al mismo tiempo los costes.

El alcance y la complejidad de la profesión enfermera exigen dedicación, destreza y humanidad. Además de técnicas y conocimientos, también es una profesión guiada por una fuerte ética, centrada en el respeto y el bienestar del paciente. Por ello, las responsabilidades y obligaciones de las enfermeras son a la vez una carga y un honor, lo que refleja la importancia crucial de esta profesión en el sistema sanitario.

Protocolos y normas de hematología: garantizar su cumplimiento

La hematología es una disciplina compleja y en constante evolución, que requiere una atención basada en protocolos y normas precisos. Estos protocolos son esenciales para garantizar una atención segura y eficaz a los pacientes. Evolucionan en función de los nuevos descubrimientos científicos y de la práctica clínica.

Protocolos y normas en hematología: ¿por qué son necesarios?

La hematología, en la encrucijada de la biología y la práctica clínica, requiere una gran precisión. Cada detalle cuenta. Los protocolos y las normas garantizan esta precisión, permitiendo que cada paciente se beneficie de unos cuidados basados en las mejores pruebas disponibles.

Protocolos basados en la investigación

La hematología es un campo activo de investigación. Periódicamente se desarrollan nuevas terapias, nuevos métodos de diagnóstico y nuevos enfoques asistenciales. Los protocolos de hematología se basan en estos descubrimientos, adaptándose a la vanguardia de la ciencia.

Garantía de la seguridad del paciente

La seguridad del paciente es primordial. Siguiendo protocolos precisos, se minimizan los riesgos de errores, interacciones farmacológicas o complicaciones. También es una garantía de calidad asistencial.

Normas para una práctica uniforme

Las normas de hematología contribuyen a garantizar un cierto grado de uniformidad en la atención al paciente, sea cual sea la institución o el profesional. Sirven de referencia común, facilitando el diálogo y la colaboración entre profesionales.

Garantizar el cumplimiento: un reto diario

La aplicación de protocolos y normas requiere una vigilancia constante. Varios pasos son esenciales para garantizar su cumplimiento:

- **Formación continua**: Todos los profesionales sanitarios, ya sean enfermeras, médicos o técnicos de laboratorio, necesitan mantenerse al día de los últimos avances en protocolos y normas.
- **Auditorías internas**: Las instituciones sanitarias llevan a cabo auditorías periódicas para comprobar que la práctica clínica se ajusta a las normas vigentes.
- **Retroalimentación**: Se anima a los equipos a compartir su retroalimentación para identificar posibles desviaciones de los protocolos y tomar las medidas correctivas necesarias.
- **Actualizaciones periódicas de los protocolos**: Los protocolos se revisan periódicamente para garantizar que reflejen los últimos avances científicos y la información recibida sobre el terreno.
- **Herramientas digitales**: Las instituciones confían cada vez más en las herramientas digitales para facilitar el seguimiento de los protocolos, informar automáticamente de las anomalías o no conformidades y garantizar la trazabilidad de la atención.

El cumplimiento de los protocolos y normas de hematología no es un fin en sí mismo, sino un medio de garantizar la mejor atención posible al paciente. Es el reflejo de una medicina basada en la evidencia, atenta a las necesidades de cada paciente individual, y que se esfuerza constantemente por mejorar.

Capítulo 14

DESARROLLO PROFESIONAL EN HEMATOLOGÍA

Oportunidades de especialización y avance

La profesión de enfermera hematóloga es tan exigente como gratificante. Como ocurre con cualquier profesión médica, el aprendizaje nunca se detiene realmente, ya que la ciencia médica evoluciona constantemente. A los apasionados de este campo se les abren varias vías que les permiten especializarse más o ascender en el mundo de la medicina.

Empezar como enfermera de hematología significa entrar en un mundo complejo en el que cada día conlleva sus propios retos. Es un mundo que exige un profundo conocimiento de la fisiología humana, tratamientos innovadores y capacidad para establecer relaciones empáticas con los pacientes. Pero con esta sólida base, se abre la puerta a especializaciones aún más avanzadas.

Algunos pueden optar por centrarse en patologías específicas, como la leucemia aguda o el linfoma, convirtiéndose en expertos en estos campos concretos. Otros pueden sentirse atraídos por el aspecto técnico y decidir especializarse en la realización de biopsias de médula ósea o en la administración de terapias celulares complejas.

A medida que se desarrollan estas habilidades, pueden surgir oportunidades de liderazgo. Las enfermeras especialistas clínicas o las enfermeras gestoras pueden supervisar equipos, desempeñar un papel en la formación de los recién llegados o incluso participar en el establecimiento de protocolos clínicos en su institución.

La investigación es otra vía apasionante. Con los tratamientos y los enfoques terapéuticos en constante evolución, participar en ensayos clínicos o estudios

116

observacionales puede ser una vía de avance para aquellos que sientan curiosidad y ganas de hacer una contribución tangible a la ciencia médica.

Por último, la docencia es un área en la que las enfermeras experimentadas pueden brillar de verdad. Al transmitir sus conocimientos a la siguiente generación, desempeñan un papel esencial en la formación de futuros profesionales competentes y compasivos.

Aunque la hematología ya ofrece una gran cantidad de conocimientos y experiencia, la posibilidad de especializarse más o de ascender en la escala profesional añade otra dimensión a esta carrera. Ya sea por pasión por un campo específico, por ambición profesional o por el simple deseo de ayudar a los demás, los horizontes de la hematología son amplios y prometedores.

Investigación hematológica para enfermeras: participar y contribuir

La investigación hematológica ofrece un amplio abanico de oportunidades y descubrimientos. Es la fuerza motriz del progreso médico, permitiendo la aparición de nuevas terapias y la mejora de los protocolos de tratamiento. Aunque los médicos y los científicos suelen estar en primera línea, el papel de las enfermeras en este campo es igual de crucial. La implicación de las enfermeras en la investigación hematológica les ofrece no sólo la oportunidad de desarrollarse profesionalmente, sino también de contribuir activamente al desarrollo de los cuidados.
Una posición clave en la investigación clínica

Las enfermeras suelen ser las primeras en observar los efectos secundarios de los tratamientos, en percibir las necesidades de los pacientes o en identificar aspectos prácticos que podrían mejorarse. Estas observaciones diarias, combinadas con una formación y supervisión adecuadas, pueden dar lugar a preguntas de investigación relevantes. Al participar en ensayos clínicos, las enfermeras pueden desempeñar un papel clave en la recogida de datos, la administración de nuevos tratamientos o el seguimiento de los pacientes.

Implicarse: cómo empezar

Para implicarse en la investigación, las enfermeras pueden empezar por acercarse a un hospital universitario o a una unidad de investigación clínica. Participar en cursos específicos de formación en investigación, asistir a seminarios o unirse a grupos de trabajo son formas de adquirir competencias y familiarizarse con el entorno de la investigación.

Colaboración interdisciplinar

La fuerza de la investigación reside en la colaboración. Trabajar en estrecha colaboración con médicos, farmacólogos, biólogos y otros profesionales sanitarios permite cruzar perspectivas y enriquecer los proyectos. Las enfermeras aportan una visión única, centrada en el paciente y sus cuidados generales, que puede orientar la investigación hacia áreas que a veces se descuidan.

Contribuir a la literatura científica

Además de participar activamente en los estudios, las enfermeras también pueden contribuir a la literatura científica. Escribir artículos, compartir opiniones o presentar trabajos en congresos son formas de difundir conocimientos y promover el papel de las enfermeras en la investigación.

La investigación como vehículo de desarrollo profesional

Involucrarse en la investigación también puede abrir la puerta a oportunidades profesionales. Convertirse en coordinadora de enfermeras de investigación, participar en proyectos a mayor escala o incluso realizar un doctorado son todas perspectivas posibles.

La investigación en hematología no se limita a los laboratorios o a los investigadores punteros. Se nutre de la curiosidad, la experiencia y la pasión de todos, incluidas las enfermeras. Al implicarse, las enfermeras no sólo pueden enriquecer su trayectoria profesional, sino también contribuir activamente a dar forma al futuro de los cuidados hematológicos.

Tutoría y formación : transmitir conocimientos

En el corazón de la progresión profesional en medicina se encuentra la tutoría, un proceso sagrado de transmisión de conocimientos, habilidades y valores de una generación a la siguiente. En hematología, donde la complejidad de las patologías requiere conocimientos especializados, la tutoría adquiere una importancia vital. No es sólo un método de enseñanza: es un eslabón esencial en la cadena de la atención de calidad, que garantiza que cada paciente se beneficie de la acumulación de conocimientos y experiencias pasadas.

La esencia de la tutoría
La tutoría no consiste sólo en transmitir información o demostrar técnicas. Es una relación profunda entre el mentor y el alumno, basada en la confianza, la orientación y el apoyo mutuo. El mentor no se limita a enseñar: inspira, motiva y guía, ayudando al alumno a superar los retos de la profesión y a desarrollar su propio estilo y su propia voz.

Los beneficios de la tutoría

Los beneficios de la tutoría son numerosos y van mucho más allá de la adquisición de conocimientos técnicos. El alumno se beneficia de una perspectiva profesional informada, de ayuda para evitar los escollos más comunes y de una amplia red profesional. El mentor, por su parte, se beneficia de una oportunidad para la reflexión, una sensación de logro y la oportunidad de dejar un legado duradero en el campo.

Formación continua

Además de la tutoría, la formación continua desempeña un papel crucial en hematología. Con la rápida evolución de los conocimientos, las técnicas y las tecnologías, la necesidad de mantenerse al día es imperativa. Esto puede adoptar la forma de formación en línea, seminarios, conferencias o talleres prácticos.

Transmitir conocimientos más allá de los muros del hospital

La transmisión de conocimientos no se limita a la relación entre el mentor y el alumno. Se extiende a la comunidad, a los pacientes y a sus familias. Las enfermeras de hematología pueden desempeñar un papel pedagógico, educando al público sobre la importancia de donar sangre, los signos y síntomas de las enfermedades hematológicas o los últimos avances en el tratamiento.

El futuro de la tutoría y la formación

Con la llegada de las tecnologías digitales, la tutoría y la formación siguen evolucionando. Las plataformas en línea, las simulaciones virtuales y las redes sociales profesionales ofrecen nuevas oportunidades para aprender y conectar. Sin embargo, el valor intrínseco de la relación humana en la tutoría sigue siendo inigualable.

La tutoría y la formación son dos pilares esenciales en el campo de la hematología. Garantizan no sólo que las habilidades y los conocimientos se transmitan con integridad, sino también que la llama de la pasión, la curiosidad y la dedicación siga ardiendo en el corazón de cada nueva generación de enfermeras.

Capítulo 15

TÉCNICAS DE MUESTREO Y ANÁLISIS HEMATOLÓGICOS

Muestras de sangre: técnicas y mejores prácticas

La toma de muestras de sangre es uno de los procedimientos más habituales en el ámbito médico. Para las enfermeras de hematología, dominar esta técnica es esencial. Pero más allá de la simple extracción de sangre, es un proceso que requiere una profunda comprensión, una precisión impecable y una auténtica empatía hacia el paciente.

Antecedentes de la toma de muestras de sangre en hematología
En hematología, la sangre es mucho más que un simple fluido que circula por nuestro cuerpo. Sirve de ventana a la salud general de un individuo, revelando pistas sobre enfermedades como la leucemia, la anemia, los trastornos de la coagulación y muchas otras. Por consiguiente, una muestra de sangre tomada correctamente es la clave para realizar un diagnóstico preciso y diseñar un plan de tratamiento eficaz.

Técnicas de muestreo
*   **Venopunción**: Es el método más común. Consiste en utilizar una aguja para perforar una vena, normalmente del brazo, y extraer una cierta cantidad de sangre.
*   **Punción capilar**: Suele utilizarse para pruebas rápidas, como la glucosa en sangre. Consiste en pinchar la yema del dedo o el talón en los bebés.

Buenas prácticas
*   **Preparación del paciente** : Antes de la toma de muestras, el paciente debe ser informado adecuadamente del procedimiento. Para algunas pruebas pueden ser necesarias instrucciones específicas, como el ayuno.

- **Higiene: La** desinfección minuciosa de la zona de punción es crucial para evitar infecciones.
- **Selección del lugar**: Es importante elegir una vena adecuada, normalmente la vena mediana del codo. Si surgen dificultades, pueden considerarse otros sitios.
- **Técnica de punción**: La punción debe ser rápida y precisa para minimizar las molestias.
- **Etiquetado y manipulación**: Cada muestra debe etiquetarse correctamente y manipularse con cuidado para garantizar unos resultados fiables.

Comunicación con el paciente
Aunque la extracción de sangre es un procedimiento rutinario, puede ser fuente de ansiedad para muchos pacientes. Por ello, el enfoque humano es esencial. Las enfermeras deben tranquilizar a los pacientes, explicarles cada paso y estar atentas a su comodidad durante todo el procedimiento.

La toma de muestras de sangre, que puede parecer sencilla, es una habilidad que combina técnica y comunicación. En hematología, la precisión es primordial. Mediante la formación continua, la práctica regular y una auténtica empatía por los pacientes, las enfermeras se aseguran de que cada muestra tomada contribuya de forma valiosa al diagnóstico y tratamiento de las enfermedades hematológicas.

Interpretar los análisis de sangre en hematología

Interpretar los análisis de sangre es una habilidad crucial para las enfermeras de hematología. Más que simples números, los análisis de sangre proporcionan una imagen detallada de la salud hematológica de un paciente y ayudan a orientar el diagnóstico, el tratamiento y el seguimiento de los trastornos sanguíneos.

El alcance de los análisis de sangre
Un análisis de sangre es una ventana abierta a la hematopoyesis, el proceso por el que el organismo produce sus células sanguíneas. Estos análisis revelan información sobre los tres componentes principales de la sangre: los glóbulos rojos, los glóbulos blancos y las plaquetas.

Los principales indicadores del equilibrio sanguíneo y su importancia
- Recuento sanguíneo :
  - **Hemoglobina (Hb)**: Mide la capacidad de la sangre para transportar oxígeno. Un valor bajo puede indicar anemia.
  - **Hematocrito (Hct)** : Es el porcentaje del volumen sanguíneo constituido por glóbulos rojos. Es útil para evaluar la densidad de la sangre.
  - **Glóbulos rojos (GR):** Su número y forma pueden indicar una serie de afecciones, como la talasemia o la anemia falciforme.
  - **Glóbulos blancos (WBC):** Un aumento puede indicar una infección, mientras que una disminución podría indicar un problema de médula ósea.
  - **Plaquetas** : Esenciales para la coagulación. Un número bajo puede provocar hemorragias, mientras que un número elevado puede aumentar el riesgo de trombosis.
- **Recuento de leucocitos**: Detalla los distintos tipos de glóbulos blancos, como neutrófilos, linfocitos, monocitos, eosinófilos y basófilos. Sus proporciones respectivas pueden ayudar a diagnosticar diversas enfermedades, como la leucemia.

- **Índices eritrocitarios**: Estos, como el VGM (volumen corpuscular medio) o el CCMH (concentración media de hemoglobina corpuscular), dan una indicación del tamaño y el contenido de hemoglobina de los glóbulos rojos, ayudando a clasificar la anemia.

Más allá de las cifras: interpretación clínica
La verdadera habilidad reside en la capacidad de interpretar estas cifras en el contexto clínico general del paciente. Por ejemplo, un recuento elevado de glóbulos blancos podría indicar una infección, pero en hematología también podría ser un signo de leucemia.

Los límites de los análisis de sangre
Aunque los análisis de sangre proporcionan una gran cantidad de información, sólo son una pieza del rompecabezas. Deben interpretarse junto con otras pruebas, como las biopsias de médula ósea, y los síntomas clínicos del paciente.

Interpretar un análisis de sangre hematológico es a la vez un arte y una ciencia. No se trata sólo de entender las cifras, sino de situarlas en el contexto más amplio del estado del paciente, su historial médico y los síntomas que presenta. Para las enfermeras de hematología, dominar esta habilidad es esencial para proporcionar unos cuidados óptimos y colaborar eficazmente con el resto del equipo médico.

Otras muestras específicas: punciones lumbares, mielogramas, etc.

La toma de muestras en hematología no se limita a las muestras de sangre. Otras técnicas de muestreo son esenciales para el diagnóstico, el seguimiento y el tratamiento de las enfermedades de la sangre y la médula ósea. Estos procedimientos requieren no sólo una técnica cuidadosa, sino también una preparación y comunicación minuciosas con el paciente.

Punciones lumbares

La punción lumbar, o punción raquídea, consiste en extraer líquido cefalorraquídeo (LCR) del espacio subaracnoideo de la columna vertebral.

- **Indicaciones**: Incluyen el diagnóstico y seguimiento de ciertas leucemias y linfomas que pueden invadir el sistema nervioso central.
- **Procedimiento**: El paciente se encuentra generalmente en posición lateral fetal y, tras aplicar anestesia local, se introduce una aguja entre las vértebras lumbares.
- **Cuidados posteriores al procedimiento**: Es crucial vigilar cualquier signo de dolor de cabeza, infección u otras complicaciones.

Mielograma

Se trata de un estudio del líquido y las células de la médula ósea.

- **Indicaciones**: Diagnóstico de enfermedades como la leucemia, el linfoma, la aplasia de médula ósea y otras enfermedades de la médula.
- **Procedimiento**: Tras aplicar anestesia local, se introduce una aguja en el hueso (normalmente la pelvis) para tomar una muestra de médula ósea.
- **Cuidados posteriores al procedimiento**: La zona de punción puede ser dolorosa. Esté atento a los signos de infección o hemorragia.

Aspiración de médula ósea

Similar a un mielograma, pero la muestra se aspira para obtener una muestra de médula ósea.

- **Indicaciones**: Diagnóstico y seguimiento de enfermedades que afectan a la producción de células sanguíneas.
- **Procedimiento**: A menudo se realiza al mismo tiempo que una mielografía.
- **Cuidados posteriores al procedimiento**: Las preocupaciones son similares a las del mielograma.

Comunicación y preparación del paciente

Estos procedimientos pueden ser una fuente de ansiedad para los pacientes. Es esencial informar al paciente sobre lo que puede esperar, cuánto durará, qué puede sentir y el motivo del procedimiento. Una buena comunicación no sólo ayuda a reducir la ansiedad, sino también a obtener la cooperación del paciente, que es esencial para la seguridad y la eficacia.

La realización y comprensión de estas muestras específicas es esencial para los enfermeros de hematología. Desempeñan un papel decisivo en el diagnóstico y la gestión de las enfermedades hematológicas y requieren una técnica impecable, una preparación meticulosa y una atención posterior al procedimiento para garantizar la seguridad y la comodidad del paciente.

Capítulo 16

CUIDADOS PALIATIVOS EN HEMATOLOGÍA

Introducción a los cuidados paliativos específicos de la hematología

Los cuidados paliativos, aunque tradicionalmente se asocian con el final de la vida, son en realidad un enfoque holístico destinado a mejorar la calidad de vida de los pacientes y sus familias ante las consecuencias de una enfermedad potencialmente mortal. En hematología, este enfoque es especialmente importante dada la complejidad y gravedad de muchos trastornos sanguíneos.

La hematología abarca una amplia gama de enfermedades, desde la anemia hasta la leucemia aguda. Aunque muchos trastornos hematológicos son ahora tratables o incluso curables, algunos pacientes pueden no responder a los tratamientos estándar o pueden ser diagnosticados en una fase avanzada. Para estas personas, la atención se centra en la calidad de vida más que en la curación.

Los cuidados paliativos en hematología tienen varias características distintivas. En primer lugar, los síntomas asociados a las enfermedades hematológicas, como la fatiga, el dolor óseo o las hemorragias, requieren conocimientos especiales. Las complicaciones, como las infecciones o las hemorragias, pueden desarrollarse rápidamente y requieren una intervención inmediata.

El tratamiento del dolor, que suele estar presente en las enfermedades hematológicas avanzadas, es esencial. Puede deberse a la propia enfermedad, como en el caso del dolor óseo asociado a la leucemia, o al tratamiento, como el dolor posquimioterapia.

La comunicación también es fundamental. Hablar abiertamente con los pacientes y sus familias sobre las expectativas, esperanzas y temores es vital. La hematología, con sus tratamientos intensivos y sus posibles efectos secundarios, plantea muchas cuestiones sobre la calidad de vida, la duración del tratamiento y el momento de la transición a los cuidados puramente paliativos.

Los cuidados emocionales y psicológicos forman parte integrante de este enfoque. Las enfermedades hematológicas pueden tener un profundo impacto en la autoimagen, el papel dentro de la familia y las aspiraciones futuras. Apoyar al paciente a superar estos retos es tan crucial como controlar los síntomas físicos.

Por último, los cuidados paliativos en hematología también deben tener en cuenta las necesidades específicas de las familias. La enfermedad hematológica no sólo afecta al paciente, sino también a quienes le rodean. El apoyo familiar, la educación y la comunicación son esenciales para ayudar a todos a atravesar este difícil periodo.

Los cuidados paliativos en hematología son una fusión de ciencia médica, compasión y comunicación. Sitúa al paciente y a su familia en el centro de la toma de decisiones, tratando de ofrecer el mejor equilibrio posible entre la lucha contra la enfermedad y la preservación de la calidad de vida.

Controlar los síntomas y el dolor

El tratamiento de los síntomas y el dolor es una parte clave de la atención hematológica, dados los numerosos retos asociados a los trastornos sanguíneos. Ya sea en respuesta a la propia enfermedad o a los efectos secundarios del tratamiento, es esencial un enfoque individualizado y multidimensional.

Comprender los síntomas :

La hematología abarca una variedad de enfermedades que pueden presentarse con síntomas distintos. Las anemias pueden causar fatiga y dificultad respiratoria; las hemorragias o hematomas pueden aparecer con los trastornos hemorrágicos; y el dolor óseo, la fiebre y los sudores nocturnos pueden acompañar a los cánceres de la sangre.

Evaluación del dolor :

El primer paso para tratar el dolor con eficacia es evaluarlo. Las herramientas de evaluación estandarizadas pueden ayudar a cuantificar el dolor, pero es igualmente crucial comprender su naturaleza, localización, qué lo exacerba o alivia y su impacto en la vida diaria del paciente.

Estrategias farmacológicas :

La mayoría de los pacientes hematológicos se beneficiarán de la medicación para controlar su dolor. Los analgésicos van desde fármacos no opiáceos, como el paracetamol o los antiinflamatorios, hasta opiáceos más potentes, como la morfina. En el contexto de las afecciones hematológicas, es esencial vigilar las interacciones farmacológicas y los efectos sobre la médula ósea.

Enfoques no farmacológicos:

Los métodos no farmacológicos como la fisioterapia, la relajación, la acupuntura o la terapia de frío/calor pueden ser muy beneficiosos. Estas técnicas pueden utilizarse solas o junto con la medicación para proporcionar un alivio óptimo.

Controlar los efectos secundarios:

Los tratamientos hematológicos pueden provocar una serie de efectos secundarios, desde náuseas y caída del cabello hasta complicaciones más graves como insuficiencia cardiaca o infecciones. La gestión proactiva de estos síntomas es vital para garantizar el bienestar del paciente y su capacidad para continuar el tratamiento.

Comunicación continua:

El tratamiento eficaz de los síntomas depende de una

comunicación abierta y regular entre el paciente, su familia y el equipo sanitario. Las necesidades y los síntomas pueden cambiar, lo que requiere ajustes continuos de la estrategia de tratamiento.

Educación del paciente y su familia:
Es esencial que los pacientes y sus familias comprendan la naturaleza de la enfermedad, qué esperar en cuanto a los síntomas y cómo manejarlos. Un paciente bien informado es más capaz de participar activamente en su propio cuidado.

Conclusiones:
El tratamiento de los síntomas y el dolor en hematología requiere una combinación de habilidades médicas, compasión y comunicación. Al situar al paciente en el centro de este enfoque, los cuidadores pueden ofrecer no sólo un alivio de los síntomas, sino también una mejora significativa de la calidad de vida.

Apoyo psicológico y espiritual

En hematología, el diagnóstico, el tratamiento, los efectos secundarios y las incertidumbres asociadas pueden tener un impacto considerable en el bienestar mental, emocional y espiritual de los pacientes. Por ello, el apoyo psicológico y espiritual reviste una importancia crucial.

La dimensión psicológica :
- **Impacto del diagnóstico:** Para muchas personas, recibir un diagnóstico hematológico puede ser abrumador. Los pacientes pueden sentirse abrumados, asustados o impotentes ante la enfermedad.
- **Seguimiento psicológico:** Los profesionales sanitarios deben estar formados para reconocer los signos de angustia psicológica. Pueden ser necesarios psicólogos o psicooncólogos

especializados para ayudar a los pacientes a controlar la ansiedad, la depresión o el estrés postraumático.

- **Grupos de apoyo: Los** grupos de apoyo proporcionan un espacio en el que los pacientes y sus familias pueden compartir sus experiencias, aprender de los demás y sentirse menos aislados.

La dimensión espiritual :

- **La necesidad de sentido:** Ante una enfermedad grave, muchos pacientes se preguntan por el sentido de su vida, su razón de ser o la naturaleza de su sufrimiento.

- **Apoyo espiritual: Los** capellanes de hospital u otros asesores espirituales pueden proporcionar apoyo, sea cual sea la fe o creencia del paciente. Ofrecen un oído atento, apoyo con los ritos religiosos o simplemente una presencia tranquilizadora.

- **Rituales y tradiciones:** Para algunas personas, practicar rituales o seguir tradiciones puede ofrecer consuelo, estructura y perspectiva ante la enfermedad.

Comunicación y educación :

- **Diálogo abierto:** Los cuidadores deben animar a los pacientes a expresar sus preocupaciones y sentimientos, ya sean psicológicos o espirituales.

- **Herramientas y recursos: Proporcionar a** los pacientes recursos como libros, talleres o sesiones de meditación puede ayudarles a navegar por sus emociones y preguntas.

El enfoque holístico de la hematología no se limita al tratamiento físico. Las dimensiones psicológica y espiritual son intrínsecas al proceso de curación. Al reconocer y responder a estas necesidades, los cuidadores pueden ofrecer una atención integral que respete todas las dimensiones del ser humano. La verdadera curación va más allá de las células y los tejidos; abarca la mente, el alma y el corazón.

Capítulo 17

TERAPIAS COMPLEMENTARIAS Y ALTERNATIVAS

Panorama de los enfoques en hematología

La hematología, como muchas otras especialidades médicas, ha visto crecer el interés por las terapias complementarias y alternativas. Estos enfoques, aunque poco convencionales, a menudo pueden ofrecer a los pacientes formas adicionales de controlar sus síntomas, el estrés y el bienestar general. He aquí una visión general de los enfoques no convencionales que se exploran habitualmente en hematología.

Medicinas tradicionales :
- **Acupuntura:** Originaria de la medicina tradicional china, la acupuntura se utiliza a veces para controlar el dolor, la fatiga o las náuseas asociadas a ciertos tratamientos hematológicos.
- **Suplementos a** base de hierbas : Aunque algunas hierbas son beneficiosas, es esencial que los pacientes informen a su hematólogo de cualquier suplemento a base de hierbas que estén tomando, ya que puede haber interacciones con su medicación.

Métodos mente-cuerpo :
- **Meditación y atención plena:** Estas técnicas pueden ayudar a reducir el estrés, mejorar el bienestar emocional y aumentar la tolerancia al dolor.
- **Yoga y Tai Chi:** Estas formas de ejercicio pueden ayudar a mejorar la flexibilidad, reducir la fatiga y promover una sensación general de bienestar.

Nutrición y dietética :
- **Dietas especiales:** Algunos pacientes pueden explorar dietas específicas con la esperanza de mejorar su salud. Siempre es aconsejable consultar a un nutricionista antes de introducir cambios significativos en su dieta.

- **Suplementos y vitaminas:** Aunque algunos pueden ser beneficiosos, es crucial comentarlos con un hematólogo para evitar posibles interacciones con otros medicamentos.

Terapias energéticas :

- **Reiki: Es una** forma de terapia energética en la que el practicante canaliza energía para ayudar a promover la curación y el bienestar.
- **Biorretroalimentación:** Esta técnica permite a los pacientes controlar determinadas funciones fisiológicas para mejorar su estado.

Los enfoques no convencionales pueden ofrecer muchos beneficios a los pacientes hematológicos. Sin embargo, la clave está en equilibrar estas terapias con los tratamientos convencionales. La comunicación abierta entre el paciente y su equipo sanitario es esencial para garantizar la seguridad y eficacia del plan de tratamiento global.

Integración de medicinas alternativas: acupuntura, aromaterapia, etc.

En la era de la medicina moderna, cada vez más pacientes y profesionales sanitarios recurren a terapias alternativas para complementar o mejorar la atención tradicional. En hematología, la integración de estas terapias puede ofrecer una dimensión adicional de la atención, centrada en el bienestar general del paciente.

Acupuntura :

Orígenes y principios: Originaria de la medicina tradicional china, la acupuntura se basa en la estimulación de puntos específicos del cuerpo, generalmente mediante agujas, para reequilibrar el flujo de energía o "Qi".

Aplicaciones en hematología: Los pacientes hematológicos pueden beneficiarse de la acupuntura para controlar el dolor, la fatiga y las náuseas y vómitos posquimioterapia. La eficacia de esta práctica se ha demostrado en ciertos casos, aunque los mecanismos exactos siguen siendo objeto de debate.

Aromaterapia :

Origen y principio: La aromaterapia utiliza aceites esenciales extraídos de plantas para promover la salud física y mental.

Aplicaciones en hematología: Utilizada principalmente para el bienestar, la aromaterapia puede ayudar a reducir la ansiedad, mejorar el sueño y aliviar ciertas dolencias como los dolores de cabeza. Para los pacientes hematológicos, puede ser un enfoque no invasivo que complemente el tratamiento convencional.

Masaje terapéutico :

Orígenes y principio: El masaje es una de las formas más antiguas de terapia, utilizada para liberar la tensión muscular, mejorar la circulación sanguínea y favorecer la relajación.

Aplicaciones en hematología: El masaje suave puede ayudar a los pacientes a controlar el dolor y el estrés asociados a su enfermedad y tratamiento. Sin embargo, es crucial elegir un terapeuta formado en las especificidades de las patologías hematológicas.

Meditación y atención plena :

Orígenes y principio: Estas prácticas ancestrales pretenden conseguir un estado de calma mental concentrándose en el momento presente.

Aplicaciones en hematología: Puede ser especialmente beneficioso para los pacientes que sufren ansiedad o depresión. La atención plena puede ayudar a controlar el dolor y a convivir mejor con la enfermedad.

Integrar la medicina alternativa en la hematología requiere un enfoque equilibrado y una comunicación abierta entre el paciente y el equipo médico. Estas terapias no pretenden sustituir al tratamiento convencional, sino enriquecerlo, centrándose en el bienestar general del paciente, tanto físico como mental.

El papel de la enfermera en la orientación pacientes a estas terapias

La enfermera es a menudo el primer punto de contacto entre el paciente y el equipo médico, y este vínculo de confianza establecido a lo largo de las consultas y el tratamiento hace que su papel sea esencial para orientar a los pacientes hacia las terapias complementarias.

1. Educador informado :
Las enfermeras deben estar informadas sobre las diferentes terapias complementarias disponibles y sus beneficios potenciales para el paciente. Este conocimiento permite proporcionar información objetiva, desmontar mitos y orientar correctamente a los pacientes según sus necesidades y preferencias.

2. Escucha activa :
Escuchando activamente las preocupaciones y los deseos de los pacientes, las enfermeras pueden identificar a aquellos que podrían beneficiarse de las terapias complementarias. También pueden detectar a los pacientes que ya están recurriendo a estos enfoques, a veces sin informar a su equipo médico.

3. Punto de conexión :
La enfermera actúa como enlace entre el paciente y el equipo médico, asegurándose de que todas las partes estén informadas de las decisiones relativas a las terapias complementarias. Esto garantiza una atención integral, sin solapamientos ni contraindicaciones potenciales.

4. Apoyo emocional :
El descubrimiento y la integración de nuevas terapias en un programa de cuidados puede ser fuente de ansiedad y confusión para algunos pacientes. La enfermera, al estar

cerca y disponible, puede tranquilizar, apoyar y ayudar a los pacientes a comprender la importancia de cada enfoque en su tratamiento global.

5. Defensa del paciente :

Si el enfermero está convencido de los beneficios de una terapia complementaria para un paciente concreto, puede hablar de ella con el equipo médico para ver cómo puede incorporarse al plan de cuidados.

6. Formación continua :

El mundo de las terapias complementarias evoluciona constantemente. Para seguir siendo una guía fiable, las enfermeras deben mantenerse al día de las últimas investigaciones y tendencias, sobre todo a través de cursos de formación y seminarios.

7. Sensibilización :

Las enfermeras pueden desempeñar un papel en la sensibilización de sus colegas y de la dirección, abogando por una mayor integración de las terapias complementarias en el establecimiento o por cursos de formación específicos.

El enfermero hematólogo es mucho más que un proveedor de cuidados técnicos: es un guía, un consejero y un apoyo. Su papel a la hora de orientar a los pacientes hacia terapias complementarias es crucial para garantizar una atención holística, centrada en el bienestar general del paciente, al tiempo que garantiza la coherencia y la seguridad de los cuidados.

Capítulo 18

SEGURIDAD Y PREVENCIÓN INFECCIONES

Prevención de las infecciones nosocomiales en hematología

Los departamentos de hematología reciben pacientes cuyo sistema inmunológico suele estar comprometido, ya sea por la propia enfermedad o por los tratamientos administrados, como la quimioterapia. Por ello, estos pacientes son especialmente vulnerables a las infecciones nosocomiales, lo que hace que las medidas preventivas sean cruciales en estos departamentos.

1. Comprender el riesgo :
Antes de embarcarse en la prevención, es crucial comprender que los pacientes hematológicos, como consecuencia de su enfermedad o tratamiento, tienen un sistema de defensa inmunológico reducido, lo que les hace más susceptibles a las infecciones.

2. Higiene de las manos :
Esta es la medida más básica y eficaz. Los cuidadores deben lavarse las manos con regularidad, especialmente antes y después del contacto con cada paciente. La solución hidroalcohólica es una forma rápida y eficaz de hacerlo, pero debe utilizarse correctamente.

3. Llevar equipo de protección individual (EPI) :
Deben utilizarse guantes, mascarillas, batas y otros equipos durante los procedimientos que puedan exponer a cuidadores y pacientes a agentes infecciosos. Este equipo debe cambiarse entre pacientes.

4. Aislamiento del paciente :
Algunos pacientes, en particular los que padecen infecciones activas, deben ser puestos en aislamiento para evitar el contagio. El aislamiento puede reforzarse en el caso de pacientes especialmente vulnerables.

5. Formación del personal :
El personal debe recibir formación e información periódica sobre las mejores prácticas para prevenir las infecciones nosocomiales, incluido el estricto cumplimiento de los protocolos.

6. Limpieza y desinfección :
Las zonas, en particular las habitaciones de los pacientes, deben limpiarse y desinfectarse con regularidad. Debe prestarse especial atención a las superficies que se tocan con frecuencia.

7. Seguimiento :
Es esencial disponer de un sistema de vigilancia de las infecciones adquiridas en el hospital, para poder identificar rápidamente cualquier brote y adoptar medidas correctivas.

8. Visitas controladas :
Limitar el número de visitantes y asegurarse de que siguen los mismos protocolos de higiene que el personal puede ayudar a reducir la propagación de infecciones.

9. Vacunas :
El personal asistencial debe estar al día con sus vacunas para evitar transmitir enfermedades a los pacientes. Del mismo modo, si el estado del paciente lo permite, puede ser una buena idea vacunarle contra ciertas infecciones comunes.

10. Prevención de productos sanitarios asociados a infecciones :
Los catéteres, ventiladores y otros dispositivos pueden ser focos de infección si no se manejan adecuadamente. Es crucial seguir los protocolos para su inserción, mantenimiento y retirada.

11. Nutrición :
Un paciente bien alimentado suele estar mejor equipado para combatir las infecciones. Garantizar una nutrición adecuada puede ayudar a reforzar el sistema inmunológico del paciente.

12. Sensibilización de los pacientes y sus familias :
Los pacientes y sus familias deben ser informados de los riesgos de infección y de las medidas que pueden tomar para protegerse.

La prevención de las infecciones nosocomiales en hematología requiere una combinación de educación, protocolos estrictos y vigilancia constante. La colaboración entre todo el personal sanitario es crucial para garantizar la seguridad de los pacientes, y cada medida, por básica que sea, desempeña un papel esencial en la prevención de las infecciones.

Precauciones universales y específica

La seguridad de los pacientes y de los profesionales sanitarios es una preocupación clave en el sector médico. Para evitar la transmisión de infecciones, es esencial adoptar medidas preventivas normalizadas y adaptadas a cada situación. Aquí es donde entran en juego las precauciones universales y específicas.

1. Precauciones universales :
Estas precauciones se aplican a todos los pacientes, sea cual sea su enfermedad o diagnóstico, porque no siempre se conoce el estado infeccioso de un paciente.
a. Higiene de las manos :
Es la primera línea de defensa contra la propagación de infecciones. Es esencial utilizar regularmente soluciones hidroalcohólicas o lavarse las manos con agua y jabón.

b. Equipo de protección individual (EPI):
El uso de guantes, mascarillas, gafas de seguridad y batas debe ser sistemático cuando exista riesgo de exposición a sangre u otros fluidos corporales.

c. Manipulación segura de objetos punzantes:
Las agujas, bisturís y otros objetos punzantes deben manipularse con cuidado y desecharse en contenedores específicos para evitar pinchazos o cortes accidentales.

d. Gestión de residuos médicos :
Los residuos deben clasificarse, envasarse y eliminarse de acuerdo con las normas vigentes para reducir el riesgo de contaminación.

2. Precauciones específicas :
Estas precauciones se aplican en función del modo de transmisión del agente infeccioso.

a. Precauciones contra las gotitas :
Son necesarias para las enfermedades transmitidas por gotitas respiratorias, como la gripe. Se recomienda el uso de mascarillas quirúrgicas y el establecimiento de una distancia de seguridad entre el paciente infectado y los demás.

b. Precauciones de contacto :
Para enfermedades transmitidas por contacto directo o indirecto, como el Staphylococcus aureus. Se recomienda el uso de guantes y batas, así como aislar al paciente si es necesario.

c. Precauciones transmitidas por el aire :
Se refieren a enfermedades como la tuberculosis, que se transmiten por partículas muy finas que permanecen suspendidas en el aire. Es esencial disponer de una cámara de presión negativa y utilizar mascarillas FFP2 o N95.

d. Precauciones específicas para las enfermedades entéricas:
Para enfermedades como Clostridium difficile, se requieren

medidas de higiene reforzadas y el uso de soluciones de cloro para la limpieza.

El conocimiento y la aplicación rigurosa de las precauciones universales y específicas son esenciales para proteger tanto a los pacientes como al personal sanitario. Estas medidas, combinadas con una formación continua, pueden reducir significativamente el riesgo de infecciones nosocomiales y garantizar una atención segura y de alta calidad para todos los pacientes.

La importancia de la vacunación en pacientes hematológicos

La hematología es una especialidad médica que se ocupa de las enfermedades de la sangre y de los órganos que la producen. Los pacientes que padecen estas enfermedades, ya sea leucemia, linfoma u otras afecciones, pueden tener una mayor susceptibilidad a las infecciones como consecuencia de su propia enfermedad o de los tratamientos que reciben. En este contexto, la vacunación es especialmente importante para proteger a estos pacientes vulnerables.

1. Un sistema inmunitario debilitado: un caldo de cultivo para las infecciones
En los pacientes hematológicos, el sistema inmunitario suele estar comprometido, ya sea por la propia enfermedad o por tratamientos como la quimioterapia, la radioterapia o los inmunosupresores. Esta vulnerabilidad les hace más susceptibles a las infecciones, incluso a las que serían benignas para el público en general.

2. La prevención como primera línea de defensa
La vacunación refuerza el sistema inmunitario contra determinadas infecciones, ofreciendo una protección

esencial. Reduce el riesgo de infecciones graves, hospitalizaciones y complicaciones derivadas de enfermedades prevenibles mediante vacunación.

3. Vacunas específicas para necesidades específicas

La mayoría de las vacunas pueden administrarse a pacientes hematológicos, pero hay que tener cuidado:

* **Vacunas vivas atenuadas:** Estas vacunas están generalmente contraindicadas en pacientes inmunocomprometidos, ya que pueden causar la enfermedad que pretenden prevenir.
* **Vacunas inactivadas:** En general son seguras y suelen recomendarse encarecidamente a los pacientes hematológicos. Pueden proteger contra enfermedades como la gripe, la neumonía y la hepatitis B.

4. La sincronización es clave

El momento óptimo para vacunar a un paciente hematológico depende a menudo de la naturaleza de la enfermedad y del tratamiento. Por ejemplo, puede ser preferible vacunar antes de iniciar la quimioterapia o entre dos ciclos de tratamiento.

5. Los que le rodean también deben estar protegidos

Los familiares y cuidadores de pacientes hematológicos también deben estar al día con sus vacunas. Esto crea un "muro de protección" alrededor del paciente, reduciendo las posibilidades de exposición a la infección.

Para los pacientes hematológicos, la vacunación es una herramienta valiosa para minimizar los riesgos asociados a las infecciones. Con una planificación cuidadosa y una estrecha colaboración entre el paciente, el hematólogo y el equipo sanitario, la vacunación puede ofrecer una protección sólida, contribuyendo a la seguridad y el bienestar del viaje médico del paciente.

Capítulo 19

GESTIÓN DE EMERGENCIAS EN HEMATOLOGÍA

Identificar y actuar hacer frente a una emergencia hemorrágica

Una emergencia hemorrágica es una situación potencialmente mortal que requiere un reconocimiento rápido y una intervención inmediata. En el contexto de la hematología, los pacientes pueden tener un mayor riesgo de hemorragia debido a enfermedades subyacentes o tratamientos que afectan a la coagulación sanguínea. A continuación le ofrecemos una visión general de cómo identificar y gestionar una emergencia de este tipo.

1. Reconocer los signos de hemorragia
   * **Signos externos:** hemorragia visible, a menudo profusa, ya sea de una herida, de orificios naturales (nariz, boca, oídos, recto) o de otros sitios.
   * **Signos internos:** dolor o sensación de presión, hinchazón, hematomas. En caso de hemorragia gastrointestinal, las heces pueden ser negras y alquitranadas o contener sangre roja brillante.
   * **Signos sistémicos:** palidez, sudoración, dificultad respiratoria, taquicardia, hipotensión, alteración de la conciencia o mareos.
2. Intervención inicial
   * **Garantizar la seguridad:** Asegúrese de que el entorno es seguro para el paciente y el equipo asistencial.
   * **Colocación: Acueste** al paciente, elevando las piernas si es posible, para favorecer el retorno venoso.
   * **Control de la hemorragia:** Aplique presión directa sobre la fuente de la hemorragia utilizando un apósito o un paño limpio. Si es necesario, utilice vendas o torniquetes para las hemorragias de las extremidades, pero con precaución y conocimiento de su uso.

3. Alertar a los profesionales

- **Pida ayuda:** Llame inmediatamente a un equipo de emergencia o a un médico especialista.

- **Evaluación: Una vez que** el equipo está presente, se requiere una evaluación rápida de la causa de la hemorragia, el volumen de sangre perdido y la estabilidad hemodinámica del paciente.

4. Tratamiento y cuidados

- **Reanimación con volumen:** Administre fluidos, generalmente soluciones salinas o coloides, para mantener una presión sanguínea y un gasto cardíaco adecuados.

- **Fármacos hemostáticos:** Dependiendo de la causa, pueden administrarse agentes como la desmopresina, factores de coagulación o plaquetas.

- **Transfusiones :** Los pacientes pueden necesitar transfusiones de glóbulos rojos, plaquetas u otros componentes sanguíneos.

5. Identifique la causa y trátela

- **Exploración: Las** pruebas de imagen, como la ecografía o el TAC, pueden ayudar a localizar el origen de la hemorragia.

- **Intervenciones :** Pueden ser necesarias intervenciones quirúrgicas o endoscópicas para detener la hemorragia activa.

Ante una urgencia hemorrágica, una intervención rápida y precisa es esencial para salvar vidas. La formación periódica, el conocimiento profundo de los pacientes hematológicos y la estrecha colaboración entre los distintos profesionales sanitarios son cruciales para garantizar la mejor atención posible en estas situaciones críticas.

Urgencias por quimioterapia

La quimioterapia, aunque esencial en el tratamiento de muchas afecciones oncológicas y hematológicas, no está exenta de riesgos. Puede dar lugar a una serie de complicaciones que pueden convertirse rápidamente en urgencias médicas. Comprender estas emergencias y saber cómo responder a ellas es esencial para todos los profesionales sanitarios que trabajan en hematología.

1. Reacciones alérgicas y anafilácticas
   * **Presentación:** Enrojecimiento, urticaria, hinchazón facial, dificultad respiratoria, hipotensión.
   * **Intervención:** Interrupción inmediata de la quimioterapia, administración de antihistamínicos, corticosteroides o incluso adrenalina en caso de reacción grave.
2. Síndrome de fuga capilar (SFC)
   * **Presentación:** Edema repentino, aumento de peso, hipotensión.
   * **Intervención:** Administración de corticosteroides y diuréticos, ajuste de fluidos y estrecha vigilancia.
3. Síndrome de lisis tumoral
   * **Presentación:** Hiperpotasemia, hiperuricemia, hiperfosfatemia, insuficiencia renal aguda.
   * **Intervención:** Hidratación, alcalinización de la orina, administración de alopurinol o rasburicase.
4. Toxicidad cardiaca
   * **Presentación:** Disnea, edema, arritmias, dolor torácico.
   * **Intervención:** Electrocardiograma, ecocardiografía, interrupción del agente quimioterápico en cuestión, administración de agentes cardioprotectores.
5. Neumonitis inducida por quimioterapia
   * **Presentación:** Tos, disnea, fiebre, hipoxia.
   * **Intervención:** Radiografía de tórax, interrupción del agente quimioterápico, corticosteroides.

6. Neuropatía periférica
- **Presentación:** Entumecimiento, hormigueo, dolor, debilidad muscular.
- **Intervención:** Reducción de la dosis o interrupción del agente responsable, medicación para el dolor neuropático.

7. Toxicidad hematológica
- **Presentación:** Neutropenia febril, anemia, trombocitopenia.
- **Intervención:** hemocultivos, antibióticos de amplio espectro, transfusiones, factores de crecimiento.

8. Síndrome de cola de milano
- **Descripción:** Visión borrosa, hipertensión, trastornos neurológicos.
- **Intervención:** Imagen cerebral, reducción de la presión intracraneal, corticosteroides.

La quimioterapia, aunque potente y beneficiosa, presenta retos innegables en cuanto a efectos secundarios y complicaciones. La enfermera de hematología debe estar preparada para identificar rápidamente estas emergencias e intervenir adecuadamente, en estrecha colaboración con el equipo médico, para garantizar la seguridad y el bienestar del paciente. La formación continua y la experiencia son esenciales para desenvolverse de forma competente en estas situaciones complejas.

Protocolos de respuesta rápida en hematología

La hematología es un campo médico rico y complejo en el que las emergencias pueden surgir de repente. Para garantizar una atención óptima al paciente, es vital que el equipo médico pueda confiar en los protocolos de intervención rápida. Estos protocolos pretenden estandarizar la respuesta a situaciones críticas, permitiendo una actuación eficaz y coordinada.

1. Síndrome de lisis tumoral
   - **Presentación:** Hiperpotasemia, hiperuricemia, hiperfosfatemia, insuficiencia renal aguda.
   - **Protocolo:** Hidratación intravenosa intensiva, alcalinización de la orina con bicarbonato sódico, administración de alopurinol o rasburicase, estrecha vigilancia renal y electrolítica.
2. Neutropenia febril
   - **Presentación:** Temperatura > 38°C con bajo recuento de neutrófilos.
   - **Protocolo:** Recogida rápida de hemocultivos, administración inmediata de antibióticos de amplio espectro, vigilancia de signos de shock séptico.
3. Urgencias hemorrágicas
   - **Presentación:** Hemorragia repentina, a veces masiva.
   - **Protocolo:** Compresión de las zonas sangrantes, transfusión rápida de sangre (dependiendo de la situación), administración de factores de coagulación o plaquetas, investigación de la causa subyacente.
4. Reacciones a la transfusión
   - **Presentación:** Fiebre, escalofríos, dolor, disnea poco después de una transfusión.
   - **Protocolo:** Detenga la transfusión, mantenga la vía intravenosa con solución salina, tome hemocultivos, compruebe la compatibilidad sanguínea, vigile los signos de insuficiencia renal.
5. Crisis vaso-oclusiva (anemia falciforme)
   - **Presentación:** Dolor intenso, edema, fiebre.
   - **Protocolo:** hidratación, analgesia (a menudo a base de opiáceos), oxigenoterapia si es necesario, exanguinotransfusión en casos graves.

6. Trombosis o embolia
- **Presentación:** Dolor, edema, enrojecimiento (trombosis venosa), dificultad respiratoria repentina, dolor torácico (embolia pulmonar).
- **Protocolo:** Anticoagulación inmediata, diagnóstico por imagen, monitorización de la hemorragia.

7. Leucostasis (leucemia aguda)
- **Presentación:** Disnea, confusión, visión borrosa.
- **Protocolo:** Hidratación, posiblemente leucaféresis (filtración de glóbulos blancos), quimioterapia de inducción en ciertos casos.

Una intervención rápida y eficaz es esencial en hematología para prevenir complicaciones graves. Los protocolos de intervención rápida desempeñan un papel fundamental a la hora de ofrecer a los pacientes las mejores posibilidades de recuperación. La formación continua y los simulacros periódicos pueden ayudar al equipo médico a mantenerse preparado y reactivo ante estas emergencias.

Capítulo 20

MEDIO AMBIENTE Y EQUIPOS ESPECÍFICOS

La sala estéril y la cámara de presión negativa

En hematología, algunos pacientes requieren cuidados en entornos especialmente diseñados para proteger su salud. Es el caso, en particular, de los pacientes inmunodeprimidos o con riesgo de infección. En este contexto se utilizan especialmente dos tipos de cámaras: la cámara estéril y la cámara de presión negativa. Aunque a primera vista puedan parecer similares, responden a necesidades diferentes y tienen sus propias características específicas.

1. La sala estéril: una burbuja protectora
*   **Finalidad:** Está diseñado para proteger al paciente de infecciones externas. Es un entorno en el que el aire, los objetos y las personas se esterilizan para minimizar el riesgo de introducción de agentes infecciosos.
*   Características :
    *   **Aire filtrado:** se utilizan filtros HEPA para eliminar partículas y microorganismos.
    *   **Entrada y salida controladas:** Las personas que entran en la sala deben seguir un protocolo estricto, que incluye llevar ropa estéril y, a menudo, ducharse con un antiséptico.
    *   **Vigilancia constante:** Se realizan controles regulares para garantizar la esterilidad del entorno.
*   **Indicaciones : Se** utiliza principalmente en pacientes que han sido sometidos a un trasplante de médula ósea o a quimioterapia intensiva y que, por lo tanto, presentan una aplasia profunda de la médula ósea.

2. La cámara de presión negativa: una barrera contra los contaminantes

- **Objetivo:** Evitar la propagación de agentes infecciosos fuera de la habitación, protegiendo así al resto del hospital.
- Características :
    - **Presión negativa:** El aire del interior de la cámara es atraído constantemente hacia un sistema de filtración, impidiendo que escapen las partículas.
    - **Esclusa de entrada:** Impide el movimiento incontrolado de aire entre la habitación y el resto del establecimiento.
    - **Filtros HEPA:** Purifican el aire que sale de la cámara, eliminando posibles agentes patógenos.
- **Indicaciones:** Suele utilizarse en pacientes que padecen enfermedades transmitidas por el aire, como la tuberculosis o ciertas formas de gripe.

Conclusión

Cada una de estas cámaras desempeña un papel crucial en el cuidado de los pacientes hematológicos. Mientras que la cámara estéril actúa como un capullo protector para el paciente, la cámara de presión negativa garantiza que los agentes patógenos no se propaguen más allá de las paredes de la sala. El dominio de las características específicas y los protocolos asociados a cada cámara es esencial para el personal de enfermería, ya que garantiza la seguridad y el bienestar del paciente.

Uso y mantenimiento equipo de hematología

La hematología, en la encrucijada entre la investigación clínica y los cuidados prácticos, requiere el uso de equipos específicos, cuyo funcionamiento es crucial para un diagnóstico preciso y una gestión adecuada. Las enfermeras de hematología se encuentran a menudo en primera línea en el uso de estos equipos, ya sea para la toma de muestras, la transfusión o el análisis. El mantenimiento y el control de estos aparatos son, por tanto, esenciales.

1. Centrifugadoras

Aplicación: Estas máquinas se utilizan para separar los distintos componentes de la sangre, como el plasma, las plaquetas y los glóbulos rojos.

Mantenimiento: Deben limpiarse regularmente para evitar la contaminación. También es crucial comprobar el equilibrio y sustituir las piezas desgastadas.

2. Analizadores hematológicos

Aplicación: Estos dispositivos automatizados cuentan y clasifican las células sanguíneas, proporcionando información vital sobre el estado de salud de un paciente.

Mantenimiento: La calibración periódica, los controles de calidad y la limpieza son esenciales para garantizar unos resultados precisos.

3. Bombas de infusión y dispositivos de transfusión

Uso: Estos dispositivos se utilizan para administrar fármacos, sangre u otros fluidos directamente en el sistema circulatorio de un paciente.

Mantenimiento: Los tubos deben cambiarse con regularidad y el equipo debe desinfectarse después de cada uso.

4. Máquinas de recogida de células madre

Utilización: Utilizadas en los trasplantes de células madre, estas máquinas separan y recogen las células madre de la sangre periférica.

Mantenimiento: Es necesaria una esterilización rigurosa para evitar infecciones, y un mantenimiento regular garantiza un rendimiento óptimo.

5. Frigoríficos y congeladores para el almacenamiento de sangre
Uso: Para almacenar productos sanguíneos de forma segura antes de su uso.
Mantenimiento: Deben revisarse a diario para garantizar que se respetan los intervalos de temperatura. Además, una limpieza regular evita la proliferación de bacterias.

La enfermera de hematología desempeña un papel fundamental en el uso y mantenimiento de los equipos, garantizando no sólo el buen funcionamiento de los cuidados sino también la seguridad del paciente. Un conocimiento profundo de cada equipo, combinado con unos procedimientos de mantenimiento rigurosos, permite ofrecer unos cuidados de alta calidad al tiempo que se minimizan los riesgos. Este equilibrio sólo puede mantenerse mediante la formación continua, la actualización de conocimientos y una estrecha colaboración con los equipos técnicos.

Tecnología y digitalización en hematología : avances e implicaciones para las enfermeras

La era de la digitalización ha abierto la puerta a multitud de innovaciones en el ámbito médico. La hematología, al igual que otras especialidades, se ha beneficiado de estos avances, poniendo patas arriba el papel tradicional de la enfermera. La tecnología ha hecho posible lo que antes era impensable, cambiando tanto la forma en que las enfermeras interactúan con los pacientes como la manera en que gestionan sus responsabilidades cotidianas.

1. Telemedicina :
La telemedicina permite a las enfermeras controlar a distancia a los pacientes con enfermedades hematológicas, especialmente cuando están en casa. Mediante aplicaciones específicas, los pacientes pueden informar de sus síntomas, lo que proporciona un medio de seguimiento en tiempo real y de intervención precoz en caso de complicaciones.

2. Aplicaciones y plataformas de gestión de pacientes :
Estas plataformas digitales centralizan la información del paciente, incluido su historial médico, la medicación actual y las pruebas de laboratorio. La enfermera puede acceder a esta información al instante, lo que mejora la eficacia de los cuidados.

3. Dispositivos portátiles de monitorización de pacientes :
Desde relojes inteligentes hasta pulseras conectadas, estos dispositivos pueden controlar la frecuencia cardiaca, la tensión arterial y otros indicadores vitales, alertando a la enfermera y al equipo de cuidados de cualquier cambio potencialmente preocupante.

4. Robots en hematología :
Ciertos procesos, como la mezcla y preparación de fármacos de quimioterapia, están ahora automatizados, lo que reduce los errores y garantiza una mayor seguridad para el paciente.

5. Realidad virtual (RV) :
Se utiliza para formar a enfermeras de hematología. Gracias a la RV, pueden formarse en procedimientos sin poner en peligro a un paciente real.

6. Inteligencia artificial y análisis de datos :
Los algoritmos de IA pueden ayudar a detectar anomalías
en los análisis de sangre o anticipar riesgos para el
paciente, ayudando a las enfermeras a tomar decisiones
con conocimiento de causa.

Implicaciones para las enfermeras :
Aunque estas innovaciones ofrecen muchas ventajas,
también plantean retos para las enfermeras de
hematología. La formación continua es esencial para
dominar estas nuevas tecnologías. Es más, aunque la
digitalización facilita muchos procesos, no puede sustituir
el toque humano, la empatía y la comunicación cara a cara
que siguen estando en el corazón de la profesión
enfermera.

La intersección de la tecnología y la digitalización con la
hematología ha reconfigurado sin duda el panorama
médico, ofreciendo herramientas inestimables para mejorar
la atención al paciente. Sin embargo, a medida que estos
avances siguen evolucionando, es imperativo que las
enfermeras permanezcan en el centro de los cuidados,
utilizando la tecnología como una herramienta y no como
un sustituto de su experiencia y compasión.

Capítulo 21

PERSPECTIVAS INTERNACIONALES Y COMPARATIVA

Atención hematológica: variaciones de un país a otro

La medicina es una disciplina universal, pero su aplicación y acceso pueden variar considerablemente de un país a otro. La atención hematológica no es una excepción y se ve influida por factores como la política sanitaria, la economía, la cultura e incluso la historia de un país. Exploremos cómo estos elementos configuran la atención hematológica en todo el mundo.

1. Disponibilidad de recursos médicos :
   * En los países desarrollados, los hospitales y las clínicas suelen estar equipados con la tecnología más avanzada, lo que permite la detección precoz y el tratamiento de las enfermedades hematológicas.
   * Por el contrario, en los países en desarrollo puede haber una falta de equipos de diagnóstico avanzados, lo que puede retrasar el diagnóstico y el tratamiento.
2. Acceso a los medicamentos :
   * Algunos países, sobre todo los que cuentan con sistemas sanitarios sólidos, tienen un acceso amplio y rápido a los medicamentos más recientes.
   * Otros, debido a limitaciones financieras o burocráticas, pueden no tener acceso a estos medicamentos o recibirlos con un retraso considerable.
3. Formación y educación :
   * Los países con sólidos sistemas de educación médica producen especialistas en hematología altamente cualificados.
   * En las regiones donde la formación es menos accesible, puede haber escasez de especialistas, lo que puede afectar a la calidad de la atención.

4. Tradición y medicina alternativa :
- En muchas culturas, los enfoques tradicionales o alternativos pueden verse favorecidos antes o junto con la medicina moderna.
- Comprender y respetar estas opciones es crucial para proporcionar una atención holística.
5. Política sanitaria :
- Las políticas gubernamentales influyen en gran medida en cómo se presta la atención hematológica. Por ejemplo, algunos países pueden tener programas de cribado universales para determinadas enfermedades hematológicas.
- Otros, debido a restricciones presupuestarias u otras prioridades, pueden no ofrecer estos servicios.
6. Economía y financiación :
- El tratamiento hematológico, especialmente con terapias avanzadas, puede ser caro. En los países con un sistema sanitario universal o un seguro sólido, los pacientes suelen tener menos preocupaciones financieras.
- En otros lugares, el coste puede ser un obstáculo importante para acceder a la asistencia sanitaria.

La atención hematológica es un espejo que refleja las complejidades y desigualdades del mundo médico mundial. Mientras algunos pacientes se benefician de los últimos avances en diagnóstico y tratamiento, otros luchan por acceder incluso a la atención más básica. Reconocer esta diversidad es el primer paso para construir un mundo en el que la atención hematológica de calidad sea una realidad para todos, independientemente de la geografía o la riqueza.

Buenas prácticas internacionales en hematología

La hematología, como cualquier otro campo de la medicina, evoluciona constantemente gracias a la investigación, la innovación tecnológica y la colaboración internacional. Las "mejores prácticas" son estrategias o técnicas basadas en pruebas científicas que han demostrado ser las más eficaces en el tratamiento de los pacientes. Estas prácticas pueden variar de una región a otra, pero ciertas normas son reconocidas y adoptadas en todo el mundo. Exploremos juntos estas mejores prácticas en hematología.

1. Protocolos de tratamiento basados en la evidencia :
   * La importancia de los ensayos clínicos aleatorios y el metaanálisis para determinar la eficacia de los tratamientos.
   * Actualización constante de las directrices de tratamiento en función de los nuevos descubrimientos.
2. Diagnóstico precoz y cribado :
   * Uso de técnicas avanzadas, como la secuenciación de nueva generación, para detectar mutaciones específicas y personalizar el tratamiento.
   * Programas de cribado para grupos de riesgo de determinadas enfermedades hematológicas.
3. Enfoque multidisciplinar :
   * Estrecha colaboración entre hematólogos, oncólogos, radiólogos, patólogos y otros especialistas para garantizar una atención integral al paciente.
   * Reuniones periódicas de consulta multidisciplinar para tratar casos complejos.
4. Atención centrada en el paciente :
   * Garantizar una comunicación transparente con los pacientes y sus familias, educándoles sobre la enfermedad y el tratamiento.

- Tenga en cuenta las necesidades psicológicas, sociales y emocionales del paciente.

5. Formación continua :
   - Fomentar la formación continua de los profesionales sanitarios para que estén al día de los últimos avances.
   - Participación en conferencias internacionales, seminarios y cursos de formación.

6. Investigación y participación en ensayos clínicos :
   - Promover la importancia de la investigación clínica para descubrir nuevos tratamientos o mejorar los enfoques existentes.
   - Establecer colaboraciones internacionales para ensayos a gran escala.

7. Seguridad y calidad de la atención :
   - Utilización de protocolos normalizados para minimizar los errores.
   - Seguimiento regular de los efectos secundarios y aplicación de estrategias para gestionarlos.

8. Acceso a la asistencia sanitaria :
   - Garantizar que todos los pacientes, independientemente de su situación socioeconómica, tengan acceso a una atención de alta calidad.
   - Trabajar con ONG y otras organizaciones para facilitar el acceso a medicamentos y tratamientos en las regiones menos privilegiadas.

Las mejores prácticas en hematología son el resultado de años de investigación, colaboración y dedicación por parte de la comunidad médica mundial. La adopción de estas prácticas no sólo garantiza una mejor atención a los pacientes, sino también un avance constante en la comprensión y el tratamiento de las enfermedades hematológicas. En un mundo globalizado, la colaboración y el intercambio de conocimientos son esenciales para seguir mejorando la atención a todos los pacientes, estén donde estén.

Intercambios y cooperación internacionales para enfermeras de hematología

El mundo de la hematología es un mundo en constante evolución, en el que cada descubrimiento y avance amplía los límites de lo que sabemos y de lo que podemos conseguir. Para las enfermeras de hematología, estar en el centro de estos avances no es sólo cuestión de mantenerse al día en técnicas y protocolos. Es también una oportunidad para tender puentes, compartir conocimientos y enriquecer nuestra práctica a través de la interacción con profesionales de todo el mundo.

La globalización y los avances tecnológicos han acercado más que nunca a los profesionales sanitarios. El intercambio de habilidades, metodologías y experiencias entre enfermeras hematológicas de una nación a otra se ha convertido en algo habitual, pero es mucho más que eso. Es una simbiosis que permite a cada participante crecer, aprender y contribuir a un objetivo común: los mejores cuidados posibles para los pacientes.

Muchos programas e instituciones de todo el mundo ofrecen oportunidades de intercambio para enfermeras. Estos programas permiten a las enfermeras no sólo observar cómo se prestan los cuidados hematológicos en otras culturas y sistemas sanitarios, sino también compartir sus propios conocimientos y perspectivas. Las diferencias entre los sistemas sanitarios, los enfoques culturales de la enfermedad y los cuidados, y las técnicas innovadoras utilizadas en otros lugares pueden ofrecer valiosas perspectivas que enriquezcan y diversifiquen la práctica de toda enfermera.

Pero estos intercambios no son unilaterales. Las enfermeras hematológicas que participan en estos programas también contribuyen aportando su experiencia y su perspectiva única a sus anfitriones. Se convierten en embajadoras de sus propias instituciones y países, compartiendo las mejores prácticas, los protocolos de éxito y las lecciones aprendidas.

Además de los intercambios formales, las conferencias internacionales de hematología ofrecen oportunidades para la creación de redes y la colaboración. Estos eventos reúnen a las mentes más brillantes en este campo, lo que permite discutir en profundidad, debatir y colaborar en estudios y proyectos de investigación. Para una enfermera especializada en hematología, asistir a este tipo de conferencias es una oportunidad inestimable para ampliar sus horizontes profesionales, conocer a compañeros de diferentes partes del mundo y sumergirse en los últimos avances en este campo.

Más allá de los conocimientos y las competencias, lo que estos intercambios y empresas de cooperación aportan sobre todo es comprensión mutua. Son un recordatorio de que, independientemente de la distancia o de las diferencias culturales, el núcleo de la profesión enfermera sigue siendo el mismo: la compasión, la dedicación y el compromiso con el bienestar de los pacientes.

Así pues, a través de estas colaboraciones internacionales, las enfermeras de hematología no sólo están perfeccionando sus habilidades. Están forjando vínculos, estableciendo colaboraciones y, juntas, ampliando los límites de lo que es posible en hematología, en beneficio de los pacientes de todo el mundo.

Capítulo 22

PREVENCIÓN Y PROMOCIÓN EN HEMATOLOGÍA

Campañas de sensibilización enfermedades de la sangre

La sensibilización es una poderosa herramienta para educar, informar e inspirar acciones concretas a favor de una causa. En el caso de los trastornos sanguíneos, la sensibilización no sólo puede ayudar a detectar y tratar antes estas enfermedades, sino también a desmitificar ciertas ideas preconcebidas y proporcionar apoyo a los pacientes y sus familias.

1. ¿Por qué es crucial la sensibilización?
Existen muchas enfermedades hematológicas, algunas comunes y otras más raras. Sin embargo, a pesar de su prevalencia, el conocimiento general de estas enfermedades puede ser limitado. La sensibilización ayuda a :
- Reconocer los primeros síntomas.
- Fomente las revisiones periódicas.
- Desmitificar las enfermedades de la sangre.
- Sensibilización sobre la donación de sangre y médula ósea.
- Promover la investigación y la financiación.

2. Actores clave en la sensibilización
No es de extrañar que los profesionales sanitarios, los pacientes, sus familias y las asociaciones estén a la vanguardia de los esfuerzos de concienciación. Juntos, crean campañas específicas, organizan actos y movilizan a los medios de comunicación para hacer llegar el mensaje a un público más amplio.

3. Tipos de campañas de sensibilización
- **Días o meses específicos de concienciación**: como el Día Mundial de la Talasemia o el Mes de Concienciación sobre la Leucemia, estos periodos

dedicados son momentos ideales para intensificar los esfuerzos de comunicación y educación.

- **Campañas de donación de sangre y médula ósea**: Animar al público a donar es esencial para muchos pacientes que sufren enfermedades de la sangre.
- **Conferencias y talleres**: dirigidos a profesionales sanitarios, pacientes y público en general, estos actos educativos abarcan los avances recientes, los retos actuales y las esperanzas para el futuro.
- **Acción en escuelas y universidades**: Educar a los jóvenes sobre las enfermedades de la sangre puede ayudar a promover hábitos saludables y animar a la próxima generación a implicarse.

4. El papel de los medios sociales
Plataformas como Facebook, Twitter e Instagram se han convertido en herramientas de incalculable valor para la sensibilización. Las historias personales, la información actualizada y los retos en línea pueden llegar rápidamente a un amplio público y captar su atención.

5. Medir el impacto
Medir la eficacia de las campañas es crucial para garantizar que los recursos se utilizan de forma inteligente y que el mensaje llega a su objetivo. Los comentarios, las encuestas, el análisis de las redes sociales y los datos sobre donaciones de sangre pueden proporcionar información valiosa.

La sensibilización sobre los trastornos sanguíneos es un esfuerzo continuo que requiere la colaboración, la pasión y la dedicación de todos los implicados. Cada iniciativa, grande o pequeña, contribuye a un futuro mejor para los afectados por estas afecciones.

Promover las donaciones de sangre y médula ósea

Donar sangre y médula ósea es esencial para muchos pacientes que padecen enfermedades hematológicas. Estas donaciones dan una segunda oportunidad a la vida, apoyan tratamientos vitales y promueven la investigación. Sin embargo, a pesar de su importancia, sigue habiendo una necesidad urgente de donantes. Por ello, promover estas donaciones es crucial para cerrar la brecha entre la oferta y la demanda.

1. La importancia de las donaciones
   - **Salvar vidas**: Una sola donación de sangre puede ayudar hasta a tres pacientes, y una donación de médula ósea puede ser la única oportunidad de supervivencia para un paciente que padezca leucemia u otras enfermedades de la sangre.
   - **Apoyo al tratamiento médico**: Las transfusiones de sangre se utilizan habitualmente en muchos procedimientos médicos, desde la cirugía mayor al tratamiento del cáncer.
   - **Investigación y desarrollo**: Las donaciones de sangre también contribuyen a la investigación médica, allanando el camino para nuevos descubrimientos y tratamientos.
2. Desmitificar el proceso de donación
   - **La seguridad ante todo**: Los procedimientos de donación de sangre y médula ósea están estrictamente regulados para garantizar la seguridad tanto del donante como del receptor.
   - **El proceso**: Educar al público sobre lo que puede esperar, cuánto tiempo llevará y cómo se le atenderá puede ayudar a disipar temores o malentendidos.

3. Campañas de sensibilización
- **Días especiales de donación**: Organice días dedicados a la donación de sangre y médula ósea en hospitales, universidades y otras instituciones.
- **Testimonios**: Las historias de personas que se han beneficiado de transfusiones o trasplantes de médula ósea pueden tener un poderoso impacto emocional y motivar a los donantes potenciales.
- **Asociaciones con los medios de comunicación**: Colaboración con emisoras de radio, canales de televisión y periódicos para difundir mensajes de sensibilización.

4. Movilizar a los jóvenes
Los adultos jóvenes suelen gozar de una salud excelente, lo que les hace especialmente aptos para la donación. Sensibilizarles desde una edad temprana puede crear una cultura de donación que continúe en la edad adulta.
- **Campañas en escuelas y universidades**: Se pueden organizar talleres, conferencias o jornadas de donación para animar a los estudiantes a donar.
- **Jóvenes embajadores**: Nomine a estudiantes motivados para que promuevan la donación entre sus compañeros.

5. Apoyo posterior a la donación
Reconocer y agradecer a los donantes es esencial para fomentar la repetición de las donaciones.
- **Certificados y reconocimiento**: Ofrezca certificados o insignias para reconocer la contribución del donante.
- **Seguimiento y cuidados**: Seguimiento tras la donación para asegurarse de que el donante se siente bien y está preparado para volver a donar.

Promover la donación de sangre y de médula ósea requiere un esfuerzo concertado de toda la sociedad. Es una causa que tiene el poder de conectar a las personas, unir a las comunidades y salvar vidas. Y cada donación cuenta. Cada gesto marca la diferencia.

El papel de la enfermera
en los programas de prevención

Las enfermeras desempeñan un papel central en la salud pública. Como eje del sistema sanitario, participan no sólo en los cuidados curativos, sino también en la prevención. Los programas de prevención están diseñados para educar, concienciar y ayudar a las personas a adoptar comportamientos saludables con el fin de evitar la aparición o la progresión de enfermedades. Las enfermeras desempeñan varias funciones clave en este contexto:

1. Educador sanitario :
Las enfermeras informan a los pacientes sobre los riesgos asociados a determinadas enfermedades, los comportamientos que deben adoptar y las acciones que deben evitar. Dan consejos prácticos, hacen demostraciones de técnicas (por ejemplo, cómo lavarse las manos correctamente) y proporcionan recursos educativos.

2. Promotor de la salud :
Además de limitarse a proporcionar información, las enfermeras animan activamente a la gente a cuidar de su salud, ya sea mediante vacunaciones, revisiones periódicas o adoptando un estilo de vida saludable.

3. Evaluador :
Las enfermeras realizan controles de salud, identifican los riesgos potenciales de cada persona y derivan a los pacientes a especialistas si es necesario. También pueden realizar pruebas de detección en determinados casos.

4. Coordinador de cuidados :

Como parte de los programas de prevención, las enfermeras suelen trabajar en colaboración con otros profesionales sanitarios. De este modo, garantizan una coordinación óptima de la atención al paciente, facilitando el acceso a los recursos necesarios y proporcionando un seguimiento regular.

5. Consultor :

Enfrentadas a decisiones médicas a veces complejas, las enfermeras ofrecen apoyo y un asesoramiento sólido a los pacientes, ayudándoles a tomar decisiones informadas sobre su salud.

6. Defensor del paciente :

Las enfermeras defienden los derechos de los pacientes y se aseguran de que reciben una atención adecuada sin discriminación. También pueden desempeñar un papel activo en la concienciación pública sobre determinados problemas sanitarios.

7. Investigador :

En algunos casos, las enfermeras pueden participar en estudios e investigaciones destinados a mejorar los programas de prevención, analizando su eficacia y sugiriendo mejoras.

8. Entrenador :

Las enfermeras pueden ser llamadas para formar a otros profesionales sanitarios o a miembros de la comunidad en prácticas preventivas.

Las enfermeras desempeñan un papel clave en los programas de prevención. Su proximidad a los pacientes, sus conocimientos médicos y su capacidad para trabajar en equipo les confieren un papel único en la promoción de una salud global y sostenible. Trabajan cada día para mejorar la calidad de vida de todos, previniendo en lugar de curando.

Capítulo 23

ASPECTOS CULTURALES Y DIVERSIDAD

Comprender y respetar
la diversidad cultural de los pacientes

En el mundo interconectado de hoy en día, los cuidadores, y las enfermeras en particular, están frecuentemente en contacto con pacientes de diversos orígenes culturales. Comprender y respetar estas diferencias culturales no sólo es una necesidad ética, sino que también es crucial para proporcionar unos cuidados adecuados y eficaces.

Cuando hablamos de diversidad cultural, no sólo nos referimos a la etnia o la nacionalidad, sino también a la religión, la orientación sexual, la edad, el sexo, la discapacidad y muchos otros factores que conforman la identidad y las experiencias vitales de una persona. Cada individuo tiene su propia historia, creencias, valores y prácticas, que pueden influir en su percepción de la enfermedad, el bienestar y la atención médica.

Dedicar tiempo a comprender el contexto cultural de un paciente puede tener un impacto significativo en el resultado de la atención. Por ejemplo, algunos pacientes pueden tener restricciones dietéticas vinculadas a sus creencias religiosas, o puntos de vista diferentes sobre las intervenciones médicas basadas en sus experiencias culturales. Si no se reconocen y respetan estos matices, pueden producirse malentendidos, insatisfacción y, lo que es más grave, errores médicos.

La comunicación está en el centro de este entendimiento. Esto significa escuchar activamente, hacer preguntas abiertas y nunca asumir que se conocen las necesidades o preferencias de un paciente simplemente por su aspecto o su nombre. Los cuidadores también deben ser conscientes de sus propios prejuicios y esforzarse por dejarlos a un lado cuando interactúen con los pacientes.

El respeto de la diversidad cultural va más allá de la mera tolerancia. Significa reconocer y valorar las diferencias como ventajas. Puede significar aprender algunas palabras clave en otro idioma, familiarizarse con las costumbres y tradiciones de una cultura determinada o informarse sobre los remedios tradicionales que los pacientes podrían utilizar junto con los tratamientos occidentales.

También es importante recordar que, aunque el enfoque médico occidental tiene sus méritos, no es la única vía de recuperación. Integrar y valorar las prácticas tradicionales o complementarias, cuando proceda, no sólo puede mejorar la eficacia de los cuidados, sino también reforzar la confianza entre paciente y cuidador.

En última instancia, la clave reside en crear un espacio asistencial inclusivo, en el que cada paciente sea visto y tratado como un individuo único, con su propia historia, creencias y necesidades. En un entorno así, es más probable que los pacientes se sientan comprendidos, respetados y atendidos de forma holística, lo que redundará en mejores resultados para todos.

Impacto cultural en las creencias y comportamientos relacionados con la salud

La cultura es un conjunto de valores, creencias, costumbres y prácticas que influyen en la forma en que las personas perciben el mundo que les rodea e interactúan con él. En lo que respecta a la salud, la cultura desempeña un papel preponderante, ya que moldea las creencias, los comportamientos y las actitudes hacia la enfermedad, el tratamiento, la cura e incluso la prevención. Estas influencias culturales pueden variar considerablemente de una comunidad a otra e incluso dentro de una misma comunidad.

- **Concepciones de la enfermedad**: En muchas culturas, la enfermedad no se ve simplemente como una disfunción biológica o fisiológica. Puede verse como el resultado de un desequilibrio energético, un castigo divino, una posesión por espíritus o un desajuste con las fuerzas naturales. Por ejemplo, algunas culturas creen que los espíritus malignos o el mal de ojo pueden causar enfermedades.
- **Enfoques terapéuticos**: Los tratamientos varían según las creencias culturales. Mientras que la medicina occidental se centra en los fármacos y la cirugía, otras culturas pueden favorecer la fitoterapia, la acupuntura, la oración, la meditación o los rituales espirituales.
- **Roles y responsabilidades**: En algunas culturas, la familia desempeña un papel central en la toma de decisiones sobre la atención sanitaria, mientras que en otras el individuo puede ser el principal responsable. Del mismo modo, los roles tradicionales de género pueden influir en quién toma las decisiones y en cómo se percibe la asistencia sanitaria.
- **Comunicación sanitaria**: La forma de describir los síntomas, la preferencia por la divulgación directa o indirecta de la información médica e incluso la tolerancia al dolor pueden verse influidas por factores culturales.
- **Actitudes hacia los profesionales sanitarios**: En algunas culturas, los médicos y otros profesionales sanitarios son considerados con un inmenso respeto y puede que no se les cuestione, mientras que en otras los pacientes pueden preferir tratamientos alternativos o curanderos tradicionales.
- **Comportamientos preventivos**: Las percepciones culturales de la salud y la enfermedad pueden influir

en la participación en comportamientos preventivos, como la vacunación, las revisiones periódicas o incluso la dieta y el ejercicio.

Es esencial que los profesionales sanitarios reconozcan y respeten estas diversas creencias y comportamientos culturales para proporcionar una atención centrada en el paciente. Un enfoque que no tenga en cuenta la cultura del paciente puede resultar no sólo ineficaz, sino también potencialmente perjudicial. Al comprender e integrar la perspectiva cultural del paciente, los cuidadores pueden establecer una relación de confianza, mejorando la eficacia de la atención y la satisfacción del paciente.

Estrategias para una atención adecuada e inclusiva

La diversidad cultural, étnica y social de los pacientes requiere un enfoque de la atención que reconozca y valore estas diferencias. Los profesionales sanitarios deben esforzarse por ofrecer una atención adaptada a cada individuo, teniendo en cuenta sus antecedentes culturales y sus necesidades específicas. He aquí algunas estrategias para lograrlo:

- **Formación intercultural**: Fomentar la formación continua de los profesionales sanitarios para que puedan comprender las distintas creencias, valores y prácticas que pueden influir en las decisiones médicas de los pacientes.
- **Comunicación activa**: Aprender habilidades de comunicación intercultural, como la escucha activa, la reformulación y la búsqueda de retroalimentación, para asegurarse de que la información se entiende correctamente.

- **Servicios de interpretación**: En zonas multilingües, acceso a intérpretes cualificados o herramientas de traducción para garantizar una comunicación clara entre los profesionales sanitarios y los pacientes.
- **Trabajo en red con la comunidad**: Trabajar con los líderes u organizaciones de la comunidad para comprender y respetar las necesidades y creencias específicas de cada grupo.
- **Recursos inclusivos**: Material educativo adaptado a diferentes grupos culturales y lingüísticos, con ilustraciones y ejemplos pertinentes.
- **Evaluación individual**: Evite generalizar o estereotipar. Haga preguntas abiertas y respetuosas para comprender las necesidades y preferencias individuales de cada paciente.
- **Enfoque holístico**: Reconocer que la salud abarca el bienestar físico, mental, emocional y espiritual. Tener en cuenta todos estos aspectos a la hora de prestar cuidados.
- **Participación del paciente y la familia**: Implicar activamente a los pacientes y sus familias en el proceso de toma de decisiones, respetando sus creencias y elecciones.
- **Adaptabilidad**: Ser flexible en los enfoques terapéuticos, considerando tratamientos alternativos o complementarios cuando sean apropiados y seguros para el paciente.
- **Apoyo entre iguales**: Fomentar los intercambios entre pacientes del mismo entorno cultural o con experiencias similares para compartir consejos y estrategias de afrontamiento.
- **Revisión y mejora continua**: Evalúe periódicamente la eficacia de las intervenciones y los comentarios de los pacientes para asegurarse de que la atención es adecuada e integradora.
- **Crear un entorno acogedor**: Elementos como la señalización multilingüe, la decoración culturalmente

diversa e incluso la música pueden contribuir a crear un entorno en el que los pacientes se sientan valorados y cómodos.

La atención adaptada e inclusiva se basa en el respeto, la comprensión y la compasión. Aplicando estas estrategias, los profesionales sanitarios pueden proporcionar una atención de alta calidad que satisfaga las necesidades únicas de cada paciente, al tiempo que honra y valora su identidad cultural.

Capítulo 24

EL FUTURO DE LA HEMATOLOGÍA Y LOS RETOS FUTUROS

Nuevas tecnologías e innovaciones en hematología

La medicina evoluciona constantemente y siempre se ha beneficiado de la llegada de nuevas tecnologías. La hematología, el estudio de los trastornos sanguíneos, no es una excepción a esta tendencia. En los últimos años se han producido algunas innovaciones notables que están transformando la forma en que diagnosticamos, tratamos y gestionamos los trastornos sanguíneos.

- **Secuenciación genómica de nueva generación**: La secuenciación genómica permite la detección exhaustiva de mutaciones genéticas que podrían ser la causa de diversas enfermedades de la sangre. Esta información puede utilizarse para desarrollar tratamientos personalizados.
- **Terapias dirigidas**: Gracias a la genética molecular, ahora es posible crear fármacos dirigidos específicamente a las células enfermas, reduciendo así los efectos secundarios asociados a terapias más globales.
- **Inmunoterapia**: las terapias CAR-T, por ejemplo, modifican las células inmunitarias del propio paciente para que se dirijan a las células cancerosas y las ataquen.
- **Biopsia líquida**: Este método detecta células cancerosas o fragmentos de ADN tumoral que circulan por la sangre, ofreciendo una alternativa menos invasiva a la biopsia tradicional.
- **Microfluídica**: Los dispositivos que manipulan pequeños volúmenes de fluido pueden analizar rápidamente las células sanguíneas y detectar enfermedades.
- **Tecnologías de edición genética, como CRISPR-Cas9**: Estas herramientas permiten modificar o "corregir" determinadas mutaciones genéticas y

tienen potencial terapéutico en enfermedades como la anemia falciforme.

- **Sistemas de información e inteligencia artificial**: Con el desarrollo del Big Data, los algoritmos pueden ayudar ahora en el diagnóstico, el análisis de muestras de sangre y la predicción de respuestas terapéuticas.
- **Tecnología vestible**: Los dispositivos vestibles pueden monitorizar continuamente ciertos parámetros, como la coagulación sanguínea, y transmitir estos datos en tiempo real a los profesionales sanitarios.
- **Terapias génicas:** Técnicas destinadas a introducir o modificar información genética en las células de un paciente para tratar una enfermedad.
- **Estimulación magnética transcraneal (EMT)**: Utilizada en el tratamiento de la depresión, se está investigando su posible utilidad en trastornos hematológicos relacionados con la médula ósea.
- **Nanotecnología**: El uso de nanopartículas para administrar fármacos directamente a las células enfermas o para mejorar la obtención de imágenes.

Estas innovaciones, aunque prometedoras, requieren más estudios para garantizar su eficacia y seguridad a largo plazo. No obstante, ofrecen la esperanza de mejoras significativas en el diagnóstico, el tratamiento y la gestión de las enfermedades hematológicas en el futuro. Al integrar estas tecnologías en la práctica clínica, los hematólogos pueden esperar mejores resultados y una mayor calidad de vida para sus pacientes.

Los retos del envejecimiento de la población

La transición demográfica hacia un mundo en el que una parte importante de la población es anciana es un fenómeno cada vez más acusado. Este envejecimiento de la población es el resultado de la combinación de dos factores: el aumento de la esperanza de vida gracias a los avances médicos y el descenso de la natalidad en muchas partes del mundo. Aunque a menudo se considera un éxito para nuestras sociedades modernas, el envejecimiento de la población conlleva su propio conjunto de retos y problemas.

Una de las cuestiones clave es la **salud**. Las personas mayores son más propensas a padecer una amplia gama de enfermedades crónicas que requieren cuidados médicos prolongados. La prevalencia de enfermedades degenerativas como el Alzheimer, el Parkinson y diversas formas de artritis aumenta con la edad. Por ello, los sistemas sanitarios deben adaptarse para satisfacer la creciente demanda de atención especializada y a domicilio.

El envejecimiento de la población también tiene **repercusiones económicas**. Una vez jubiladas, las personas mayores dependen principalmente de sus pensiones o ahorros para vivir. Con una proporción creciente de la población que ya no trabaja, los actuales sistemas de pensiones, a menudo basados en el reparto, podrían verse sometidos a presiones. La cuestión de la sostenibilidad de las pensiones se está convirtiendo, por tanto, en crucial.

Desde una perspectiva **social,** el envejecimiento demográfico también está cambiando la dinámica de las familias y las comunidades. La solidaridad intergeneracional se pone a prueba, ya que las generaciones más jóvenes a menudo tienen que conciliar sus propias obligaciones profesionales y familiares con el cuidado de sus mayores.

La planificación urbana y el **desarrollo regional** también se ven afectados. Las ciudades deben replantearse sus infraestructuras para hacerlas más accesibles a las personas mayores: transporte público adaptado, urbanismo seguro, viviendas adaptadas y accesibles, y espacios públicos diseñados para todos.

Por último, existe una cuestión cultural. En muchas culturas, las personas mayores son consideradas depositarias de la sabiduría y la historia. Sin embargo, en un mundo en constante cambio, marcado por la tecnología digital y las revoluciones tecnológicas, el **lugar y el papel de las personas** mayores en la sociedad pueden ponerse en entredicho.

Ante estos retos, debemos replantearnos nuestros modelos sociales, económicos y sanitarios. Adaptarse a esta nueva realidad demográfica requiere un enfoque holístico, que implique a todos los actores de la sociedad, desde el sector público al privado, pasando por la sociedad civil. El reto es inmenso, pero también ofrece la oportunidad de construir un mundo más inclusivo, en el que cada generación encuentre su lugar y aporte su contribución.

De cara al futuro : la hematología del mañana

La hematología, rama médica dedicada al estudio de la sangre, sus enfermedades y su tratamiento, ha experimentado enormes avances en las últimas décadas. Hoy, gracias a la convergencia de la tecnología, la investigación y la práctica clínica, nos encontramos en los albores de una nueva era para esta especialidad. Cuando miramos a la hematología del futuro, vemos un mundo en el que la medicina es más precisa, personalizada, preventiva y participativa.

1. Medicina personalizada: La revolución genómica ya ha empezado a transformar el tratamiento de las enfermedades hematológicas. Los pacientes ya no se clasifican simplemente por los síntomas de su enfermedad, sino por su perfil genético único. Esto permite un enfoque a medida, en el que los tratamientos se diseñan específicamente según la genética del paciente, lo que aumenta la eficacia y reduce los efectos secundarios.

2. Terapias avanzadas: Las terapias celulares, como la terapia CAR-T, en la que las células del propio paciente se modifican para atacar a las células cancerosas, están ganando terreno. Aunque son caros, estos tratamientos han mostrado tasas de éxito notables en determinados cánceres de la sangre que antes se consideraban incurables.

3. Mejora del diagnóstico: La tecnología permite obtener imágenes cada vez más precisas del cuerpo humano. Esto significa que los diagnósticos pueden realizarse con mayor rapidez y precisión. Es más, la inteligencia artificial y el aprendizaje automático podrían ayudar a los médicos a detectar enfermedades en una fase mucho más temprana.

4. Prevención proactiva: Con un mejor conocimiento de los factores de riesgo genéticos y ambientales, podremos identificar a los individuos con riesgo de desarrollar ciertas enfermedades hematológicas e intervenir mucho antes de que aparezcan los primeros síntomas.

5. Implicación del paciente : Los avances tecnológicos, como las aplicaciones sanitarias y los objetos conectados, podrían permitir a los pacientes controlar su propio estado de salud, comprender su enfermedad y desempeñar un papel más activo en su tratamiento.

6. Colaboración mundial: las enfermedades no conocen fronteras, y la ciencia tampoco. La hematología del mañana se caracterizará por una colaboración sin precedentes entre investigadores, clínicos y pacientes de todo el mundo. Esta colaboración podría acelerar la investigación, el descubrimiento de tratamientos y la difusión de las mejores prácticas a escala mundial.

7. Ética y equidad: Con la llegada de nuevas terapias costosas, se planteará la cuestión del acceso equitativo al tratamiento para todos los pacientes, independientemente de su lugar de residencia o situación socioeconómica. La reflexión ética será esencial para garantizar que los avances beneficien a todos.

La visión de la hematología del mañana es la de una especialidad médica en plena transformación, impulsada por la innovación y la colaboración. Promete un futuro en el que las enfermedades de la sangre no sólo puedan tratarse sino también prevenirse, en el que cada paciente sea protagonista de su propia salud y en el que la medicina sea más justa y equitativa. El camino hacia esta visión estará plagado de retos, pero las posibilidades son infinitas.

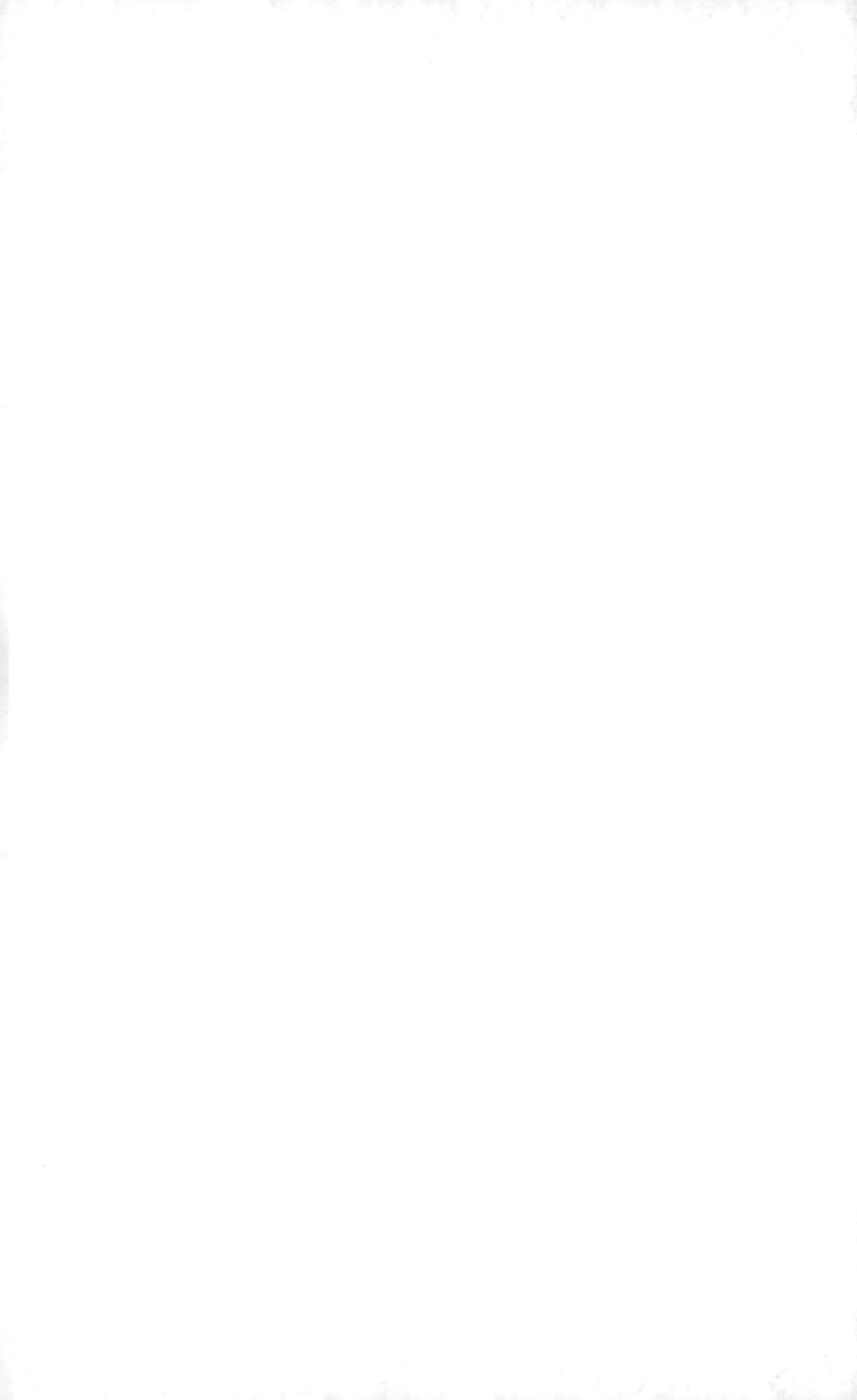

www.ingramcontent.com/pod-product-compliance
Lightning Source LLC
Chambersburg PA
CBHW072155290526
45794CB00004B/1527